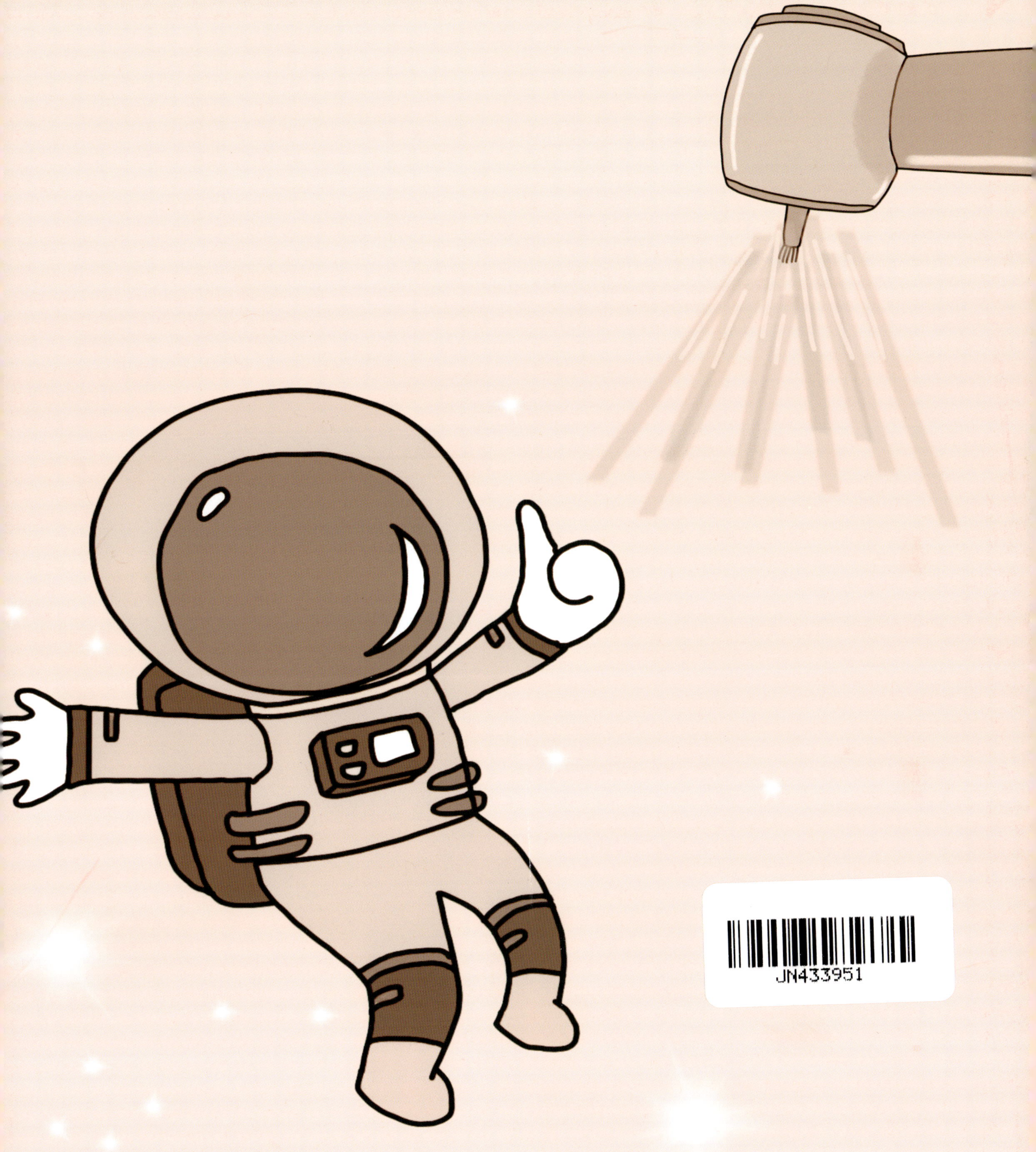

충치 치료를 앞둔 아이들을 위한 동화

소아치과에 가면

이 꽃 님 글·그림

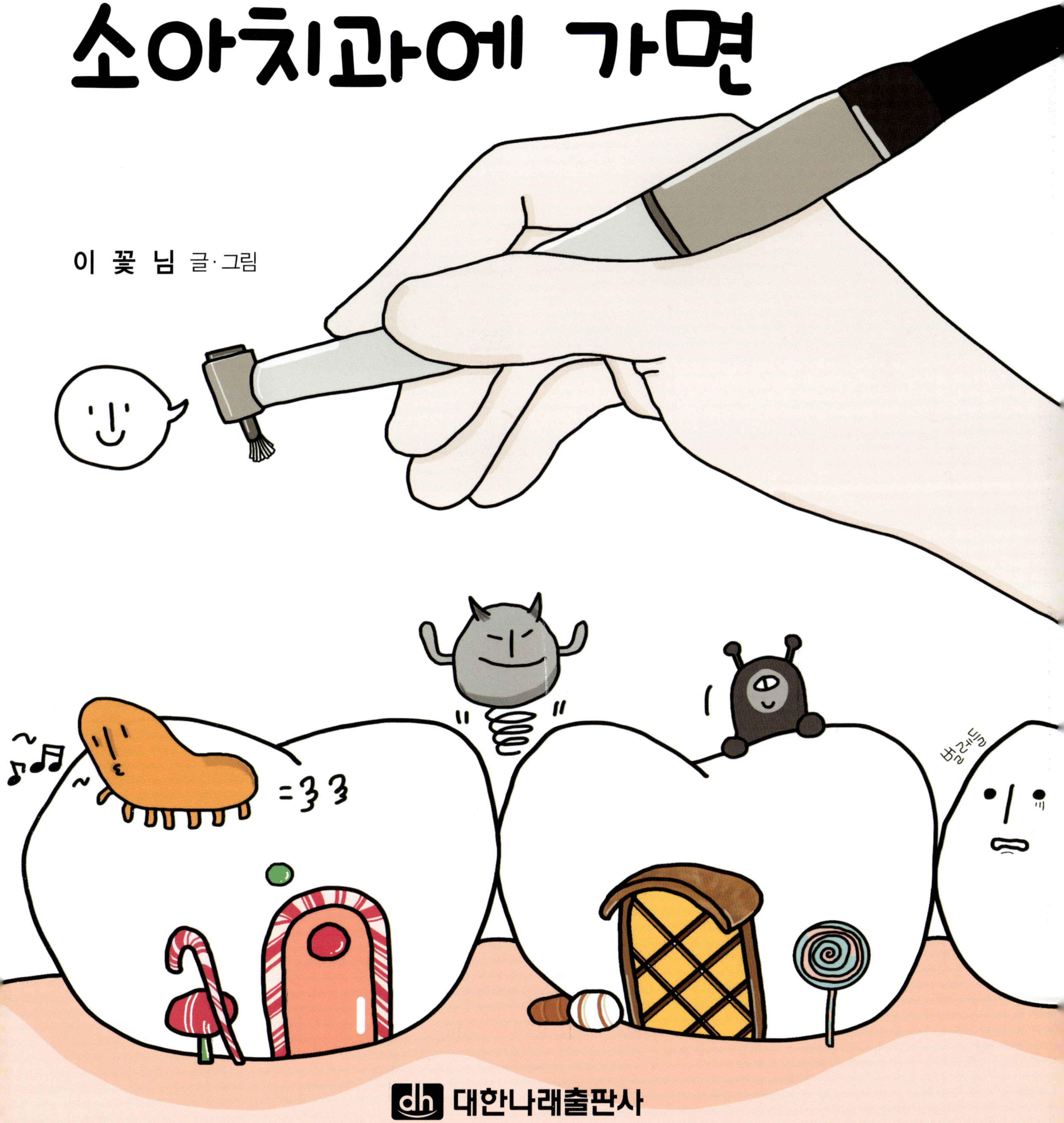

dh 대한나래출판사

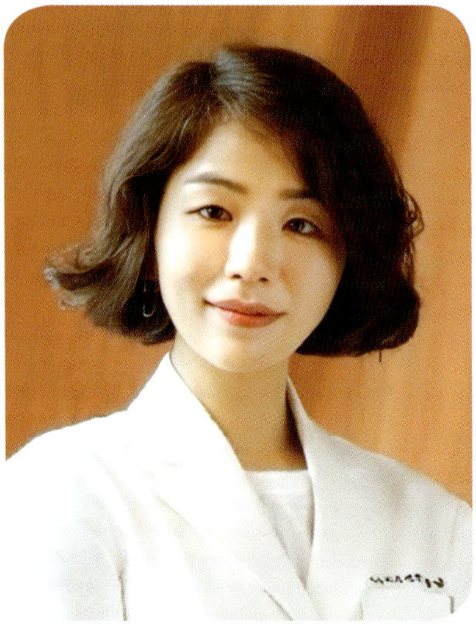

| 이꽃님 |

- 치과 약리학 박사
- 소아치과 전문의
- 통합치의학과 전문의
- 아이편한 소아치과 대표원장

DaehanNarae Publishing, Inc.

SK V1 Tower 1507, Younmujang 5 gagil 25, Sungdong-gu, Seoul 04782, Korea
TEL: +82-2-922-7080 / FAX: +82-2-922-0841
E-mail: nrpub@naver.com / Website: www.nrbooks.kr

소아치과에 가면

발행일 2024년 9월 5일
저 자 이꽃님
발행인 최용원
편집디자인 이은의 / 표지디자인 이꽃님 / 교정·교열 윤수현 / 그림 이꽃님
발행처 **대한나래출판사** (등록 제2012-000051호/1994.6.10)
주 소 서울시 성동구 연무장 5가길 25, 성수역 SK V1 Tower 1507호 (성수동 2가 315-61)
전 화 (02) 922-7080 / 팩 스 (02) 922-0841
이메일 nrpub@naver.com / 홈페이지 www.nrbooks.kr

ISBN 979-11-7133-117-8

정가 25,000원

Printed in Korea

내 이름은 웃음가스.

'마법의 냄새'라고도 하지.

소아치과에 가면 날 만날 수 있을 거야.

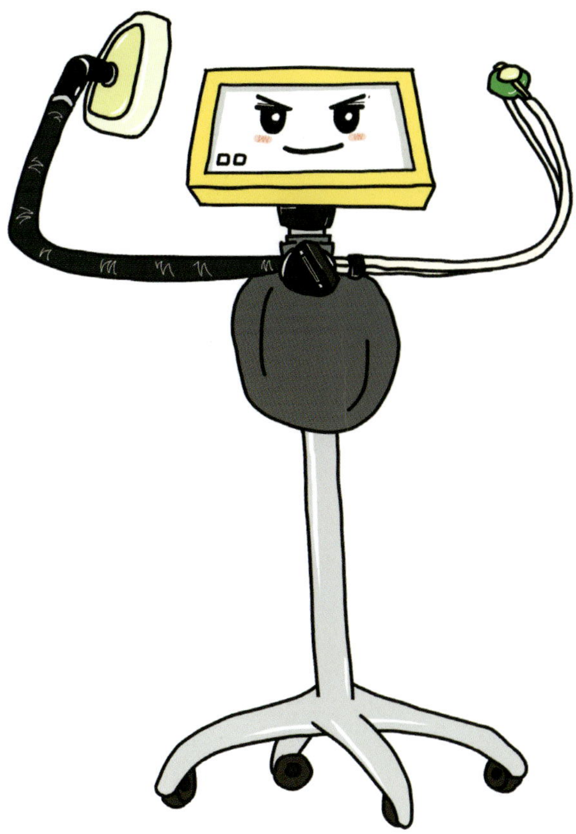

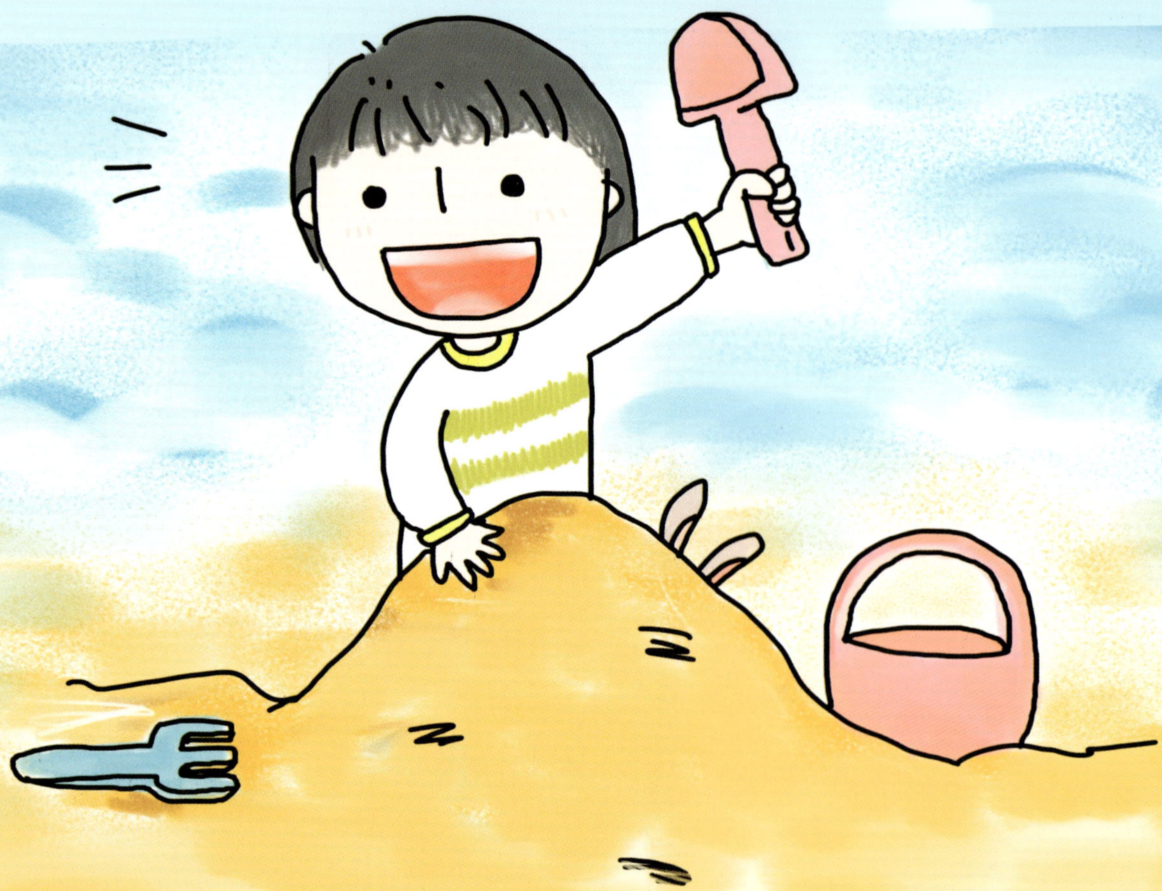

손을 씻어요

"엄마, 내가 만든 것 좀 봐요!"
온이는 오늘도 시간 가는 줄 모르고 모래놀이를 했어요.
손 안에서 부드럽게 부서지는 모래를 만지는 일은
언제나 신나는 일이에요.

엄마가 온이를 불렀어요.
"이제 간식 먹자."
"와! 신난다!"

"손 씻고 와야지."
온이가 손을 털기만 하려던 걸 엄마가 알아챘어요.
온이는 할 수 없이 수돗가로 향했어요.

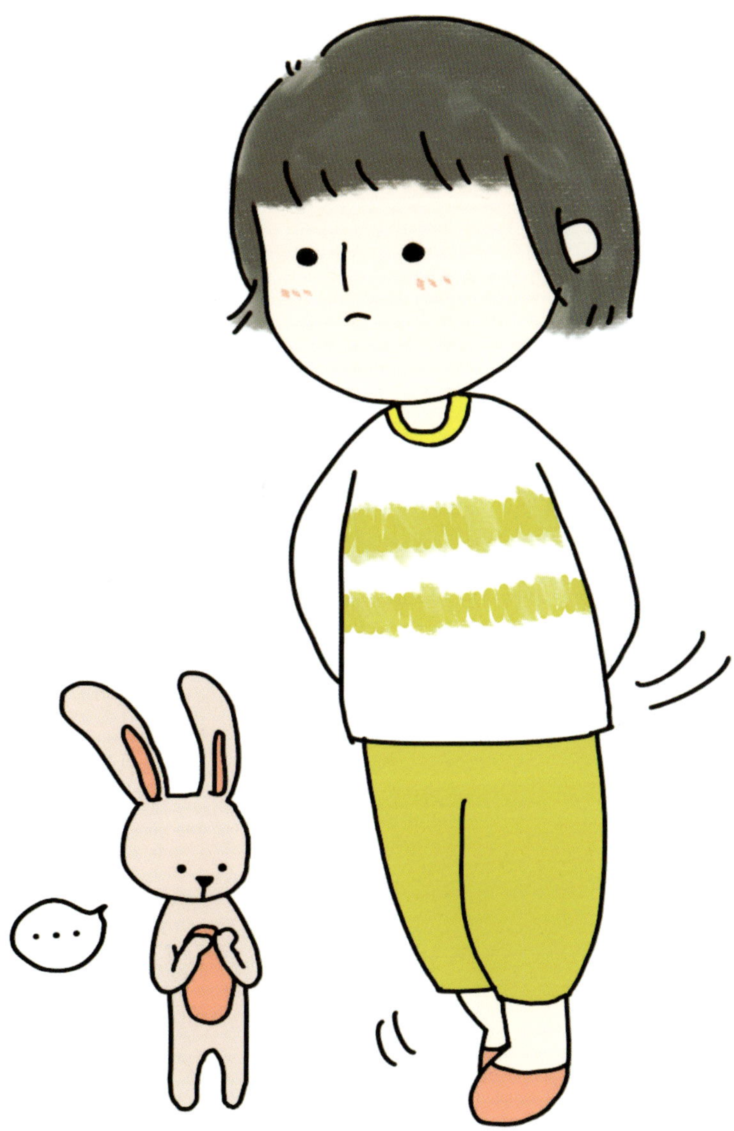

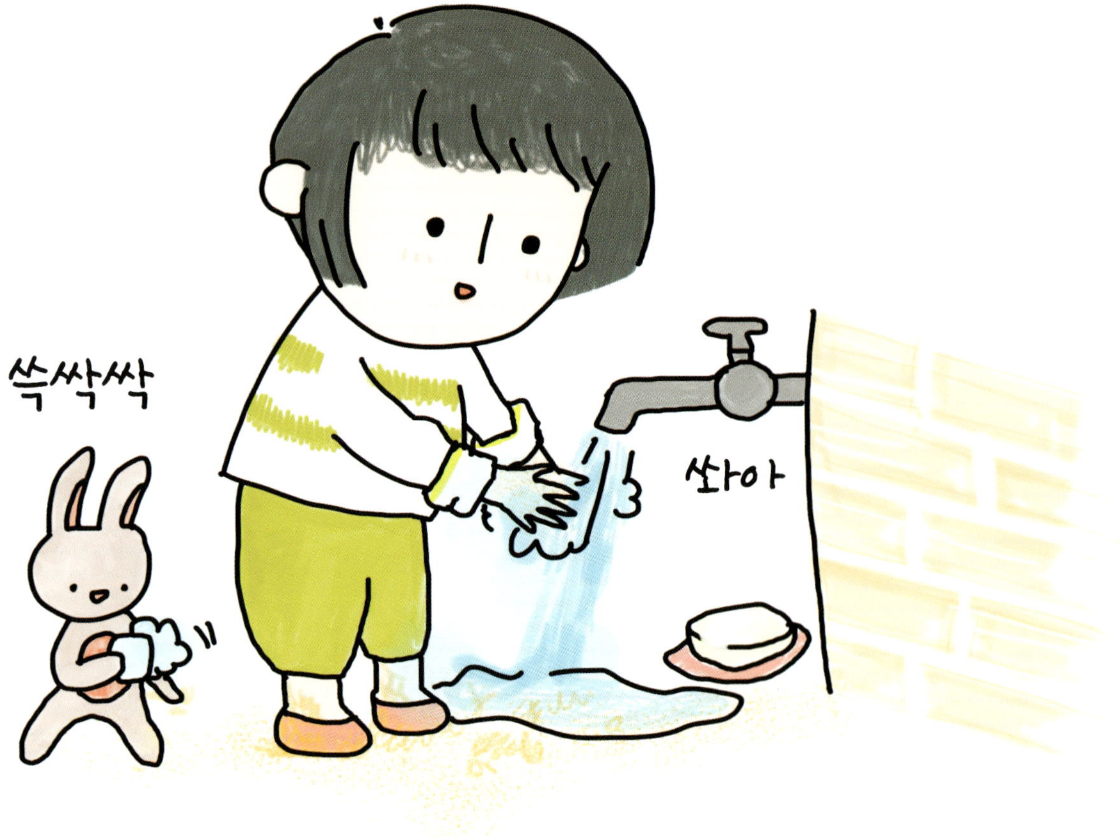

보글보글.

모래는 좀처럼 떨어지지 않아요.

더 놀자고 하는 것 같아요.

"왜 늘 손을 씻어야 해요?"

온이가 물었어요.

"손에 벌레들이 있으니 씻어야지."

"음, 손으로 안 먹고 숟가락으로 먹으면요?"

엄마가 웃으며 말했어요.

"그래도 씻어야지."

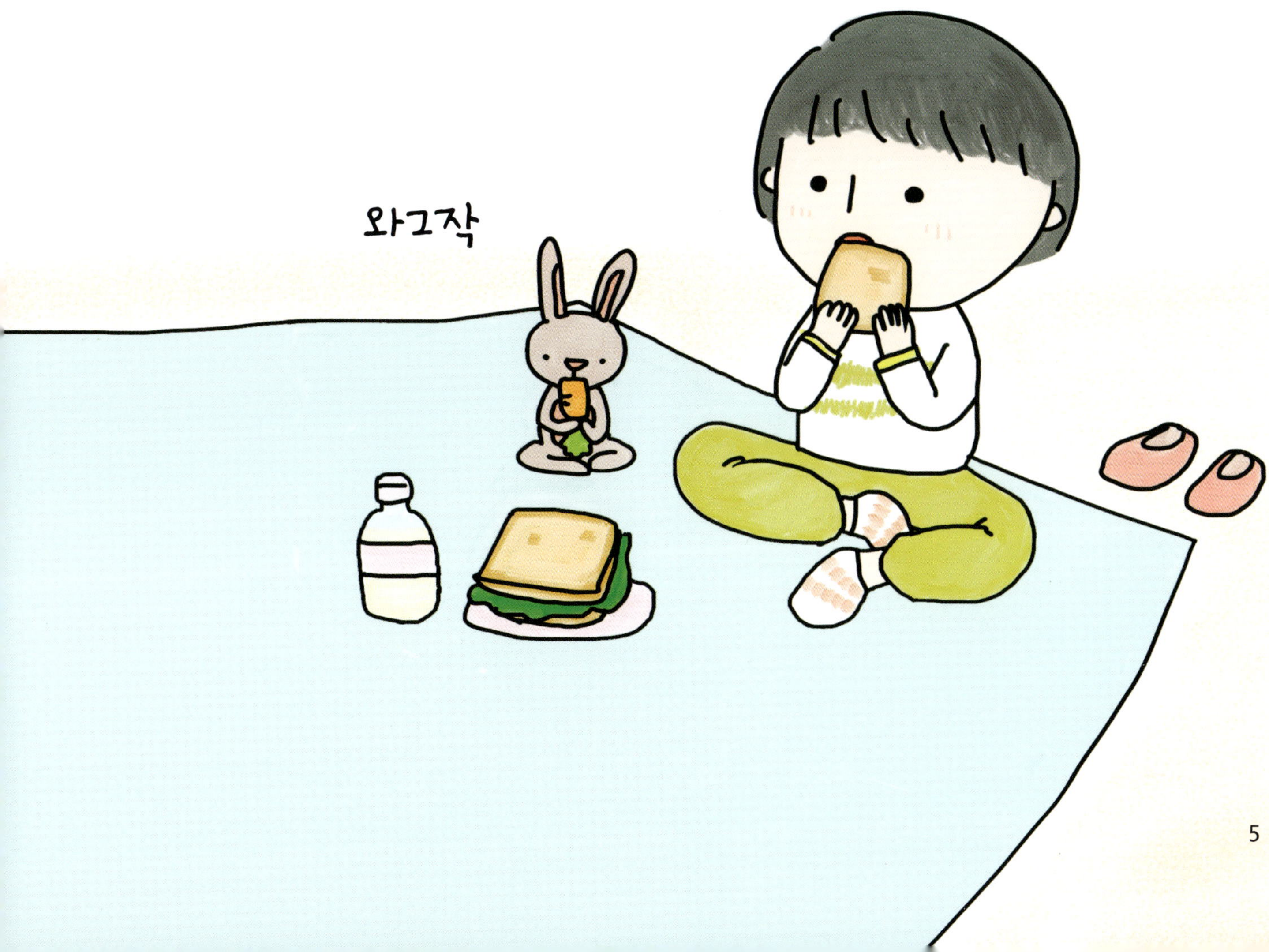

"왜요?"

"벌레잖아. 벌레는 가만히 있지 않지, 아주 쉽게 손을 타고 올라간단다."

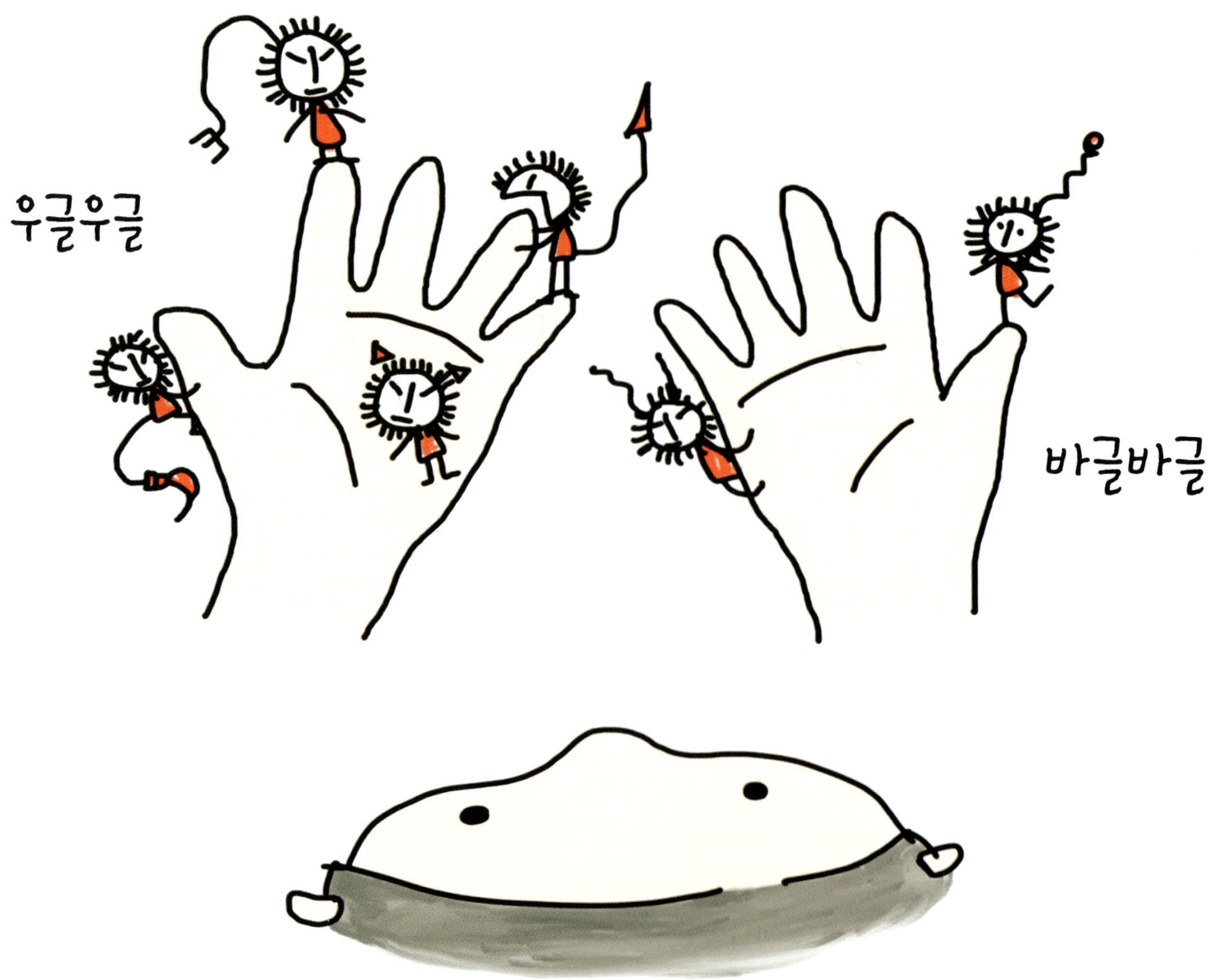

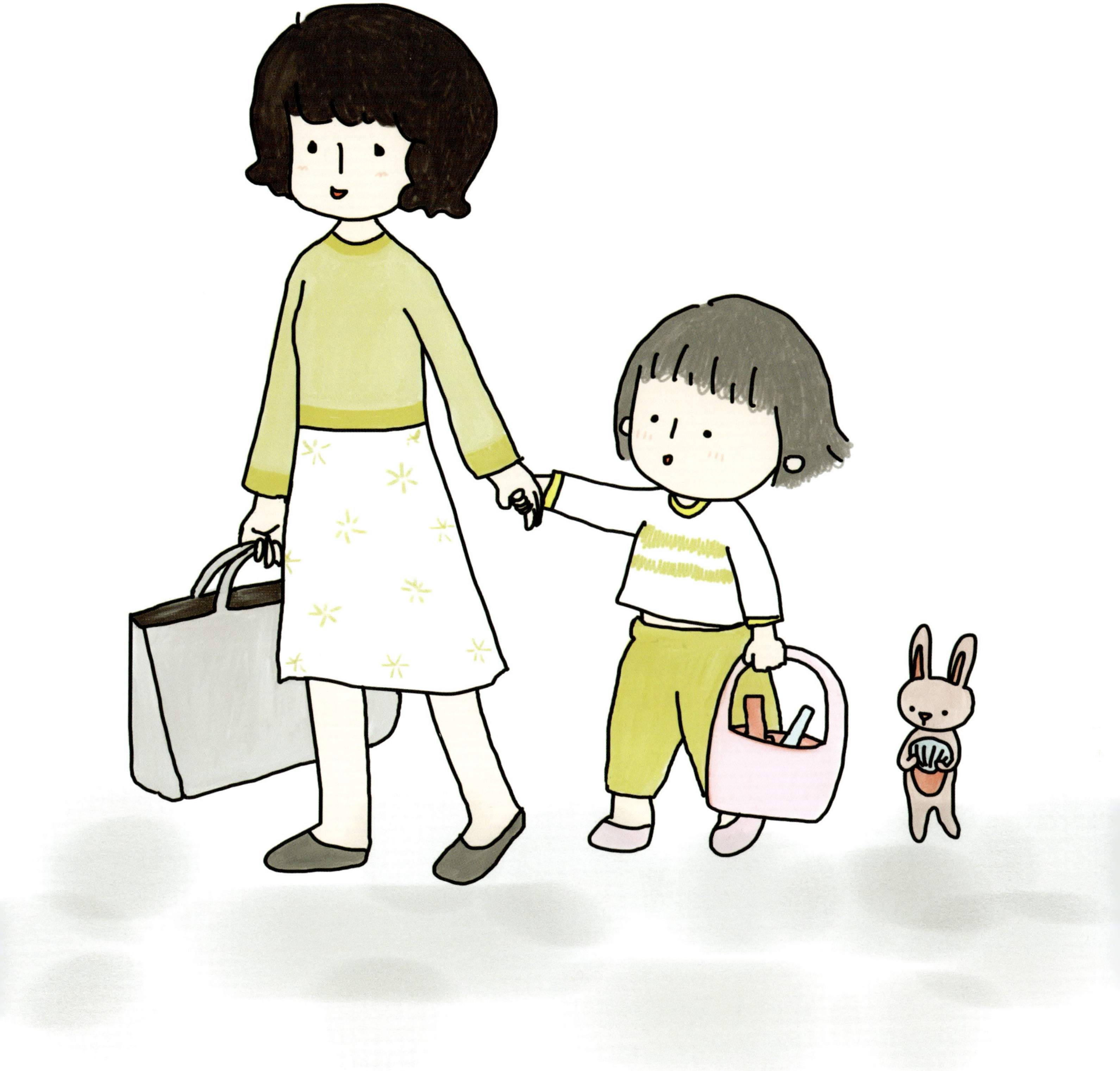

“내가 막 털어내면요? 아주 빠르게 털면요?”

“벌레들이 이미 딱 달라붙어 있을걸?”

벌레가 생겼어요

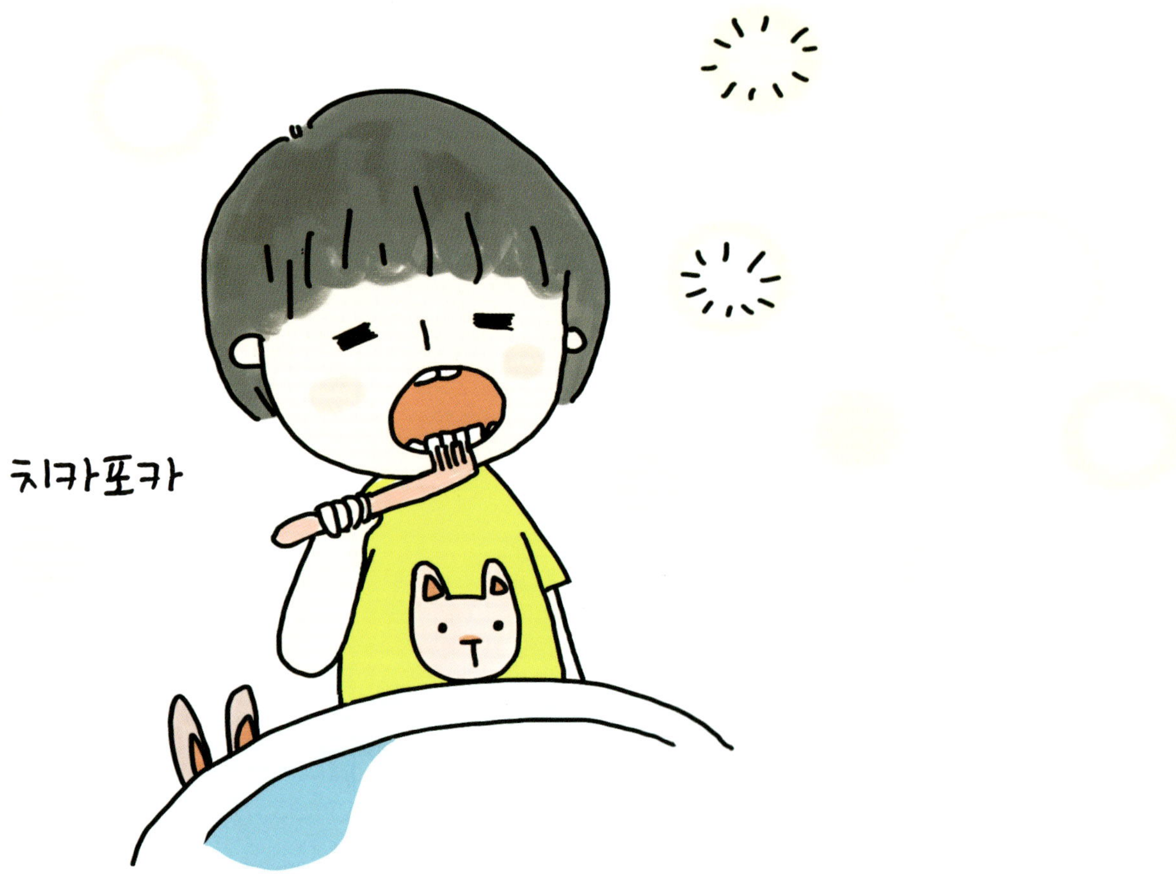

집에 돌아온 온이는 잘 준비를 하기 시작했어요.
마지못해 칫솔질을 하고 있으니 자꾸만 눈이
감겨 왔어요.
“엄마, 너무 졸려요.”
“이 다 닦았으면 엄마가 봐 줄게.”

"아-"

온이는 입을 크게 벌렸어요.

칫솔질을 한 후에는 늘 엄마에게 확인을 받아요.

제대로 안 닦인 곳이 있으면 또 닦아야 할 수도 있어요.

"나 잘 닦았지요?"

온이는 혹시나 하는 마음으로 확인했어요.

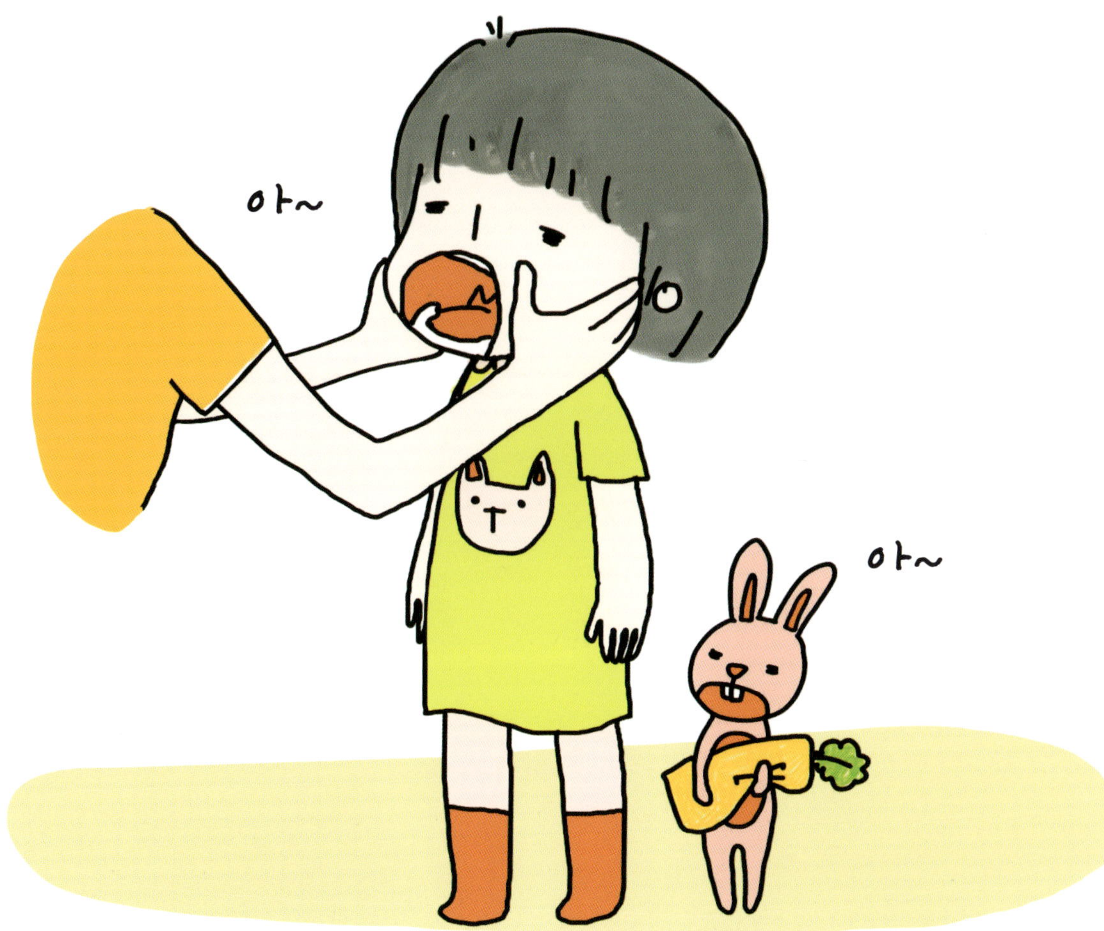

"이를 어쩜 좋지?"

한참을 들여다보던 엄마가 말했어요.

"왜요?"

"아무래도 온이 이가 썩은 것 같아."

"썩어요?"

"응, 이가 까맣게 보여."

온이는 갑자기 잠이 싹 달아나는 기분이었어요.

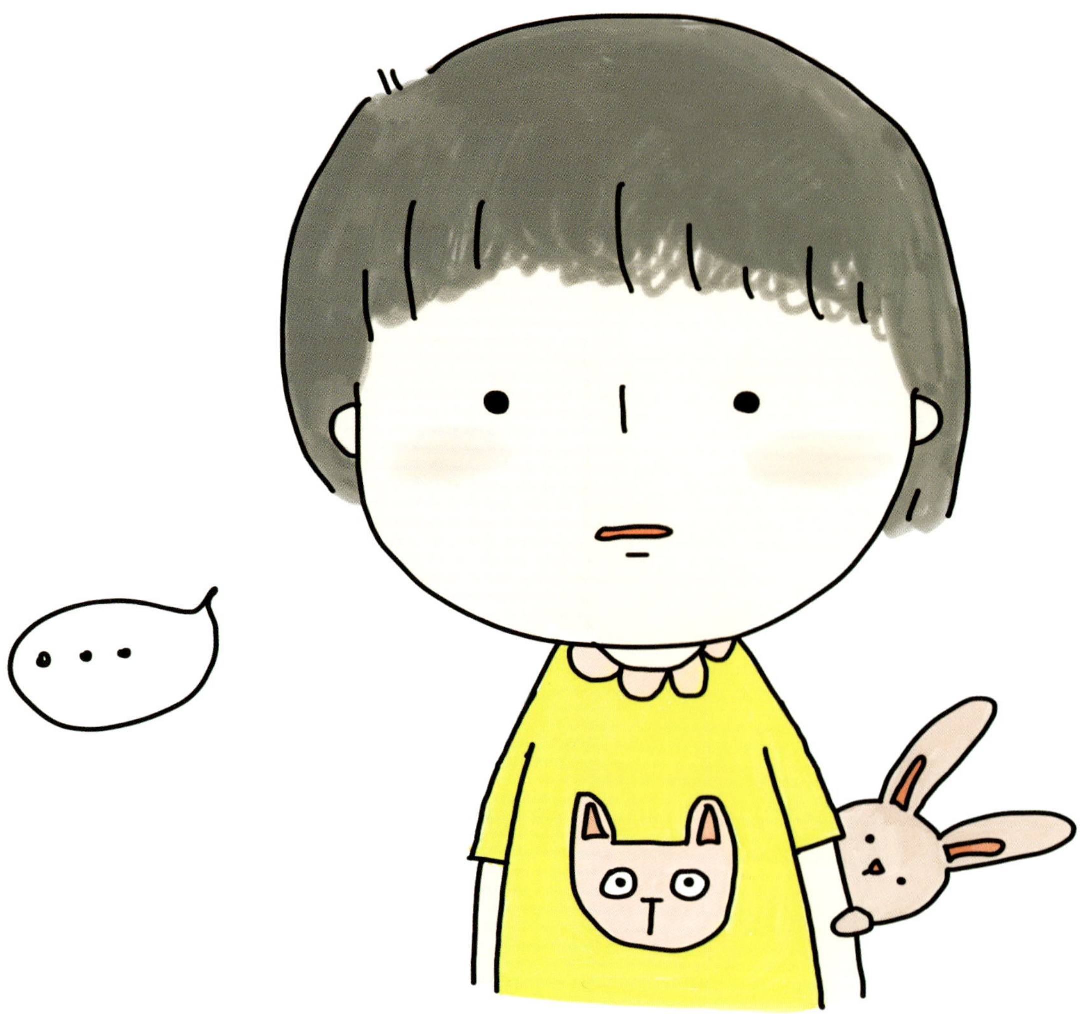

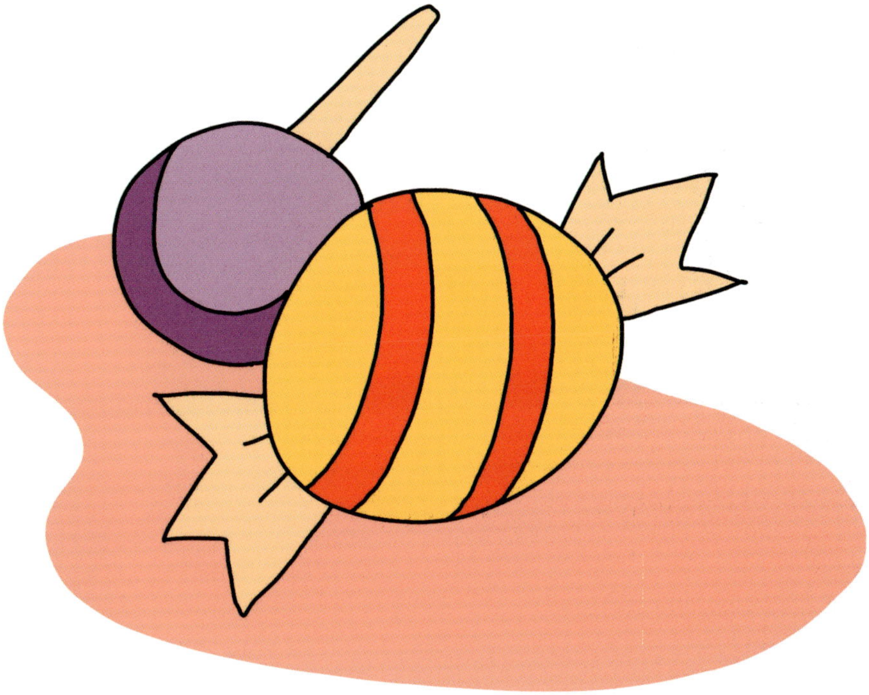

이가 썩었다니.

온이는 믿을 수가 없었어요.

곰곰이 생각해 보면 요즘 아이스크림을 자주 먹은 것 같긴 해요. 봉지에 들어 있는 젤리를 한꺼번에 먹은 적도 있었어요. 하지만, 그래도, 이가 썩다니.

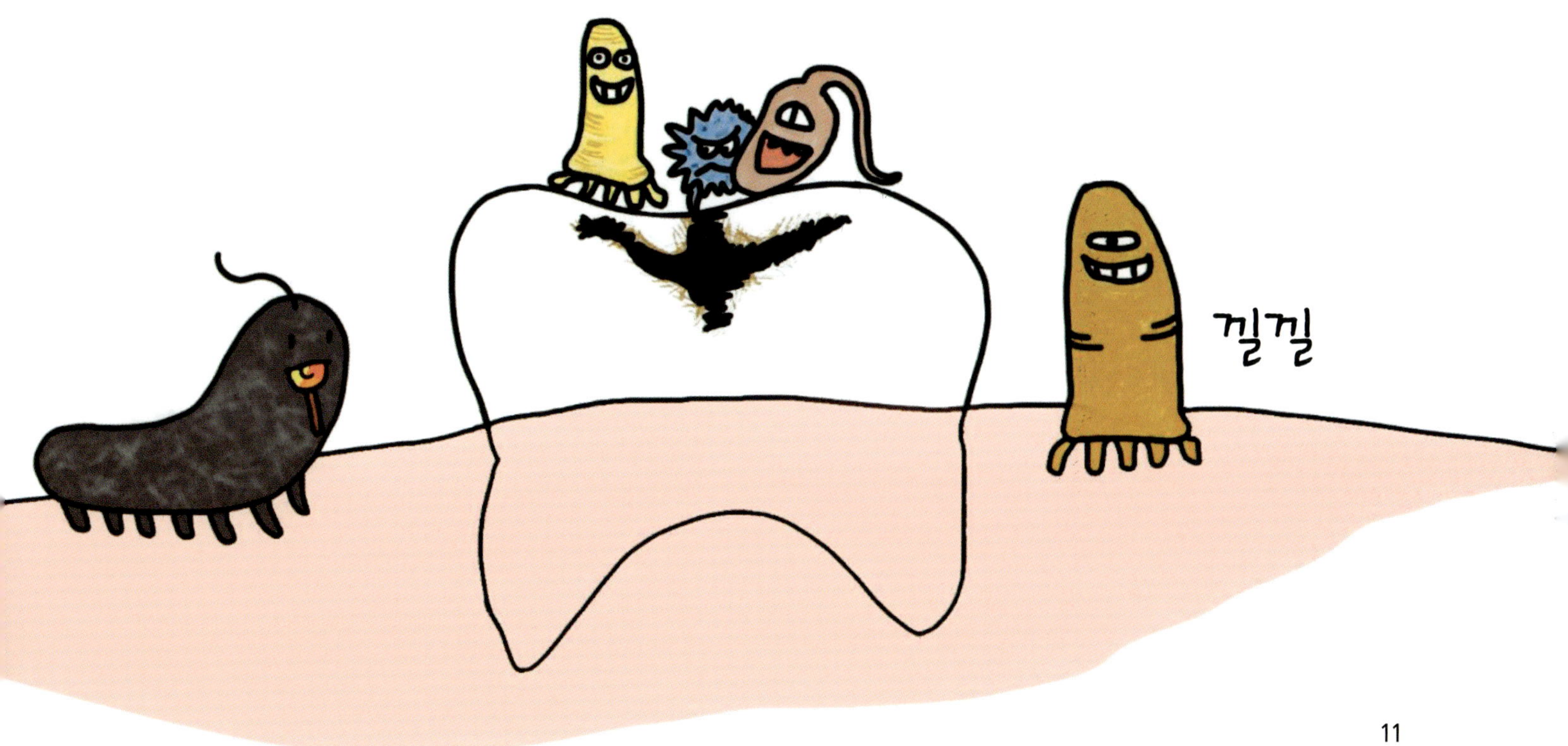

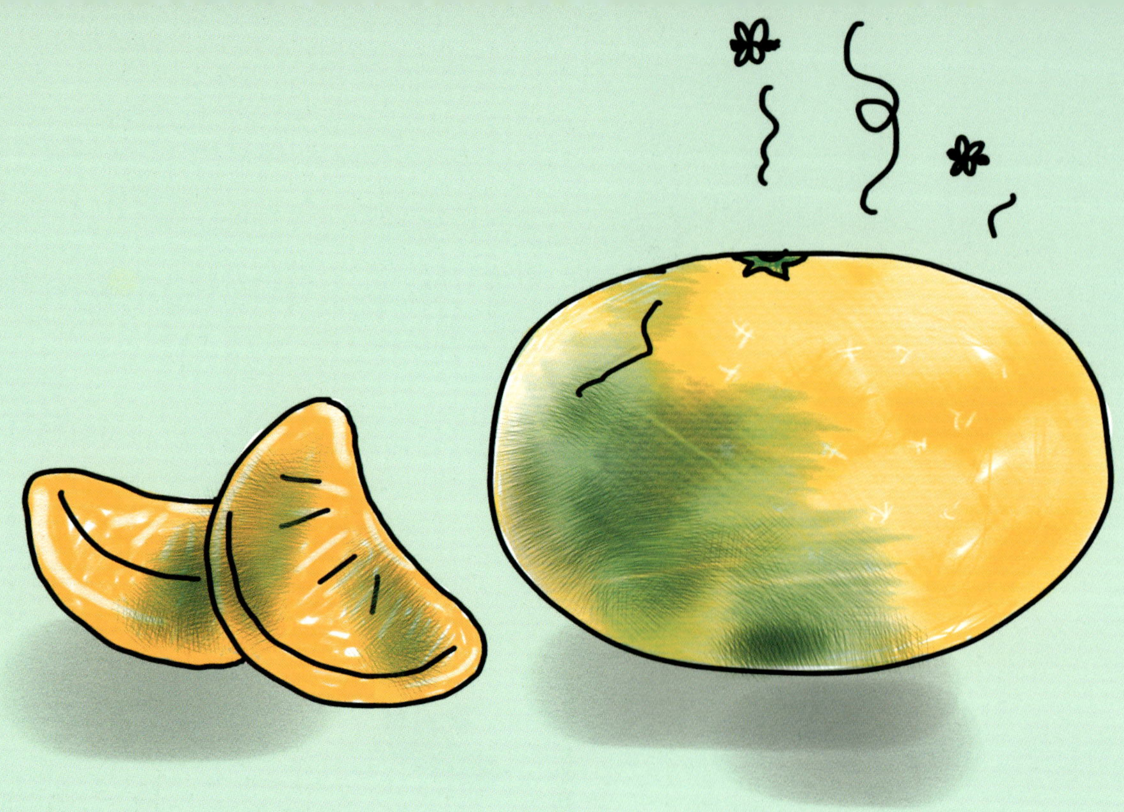

엄마와 소아치과에 가기로 약속하고 잠든 밤,
온이는 썩은 귤 꿈을 꾸고 말았지요.

소아치과에 가요

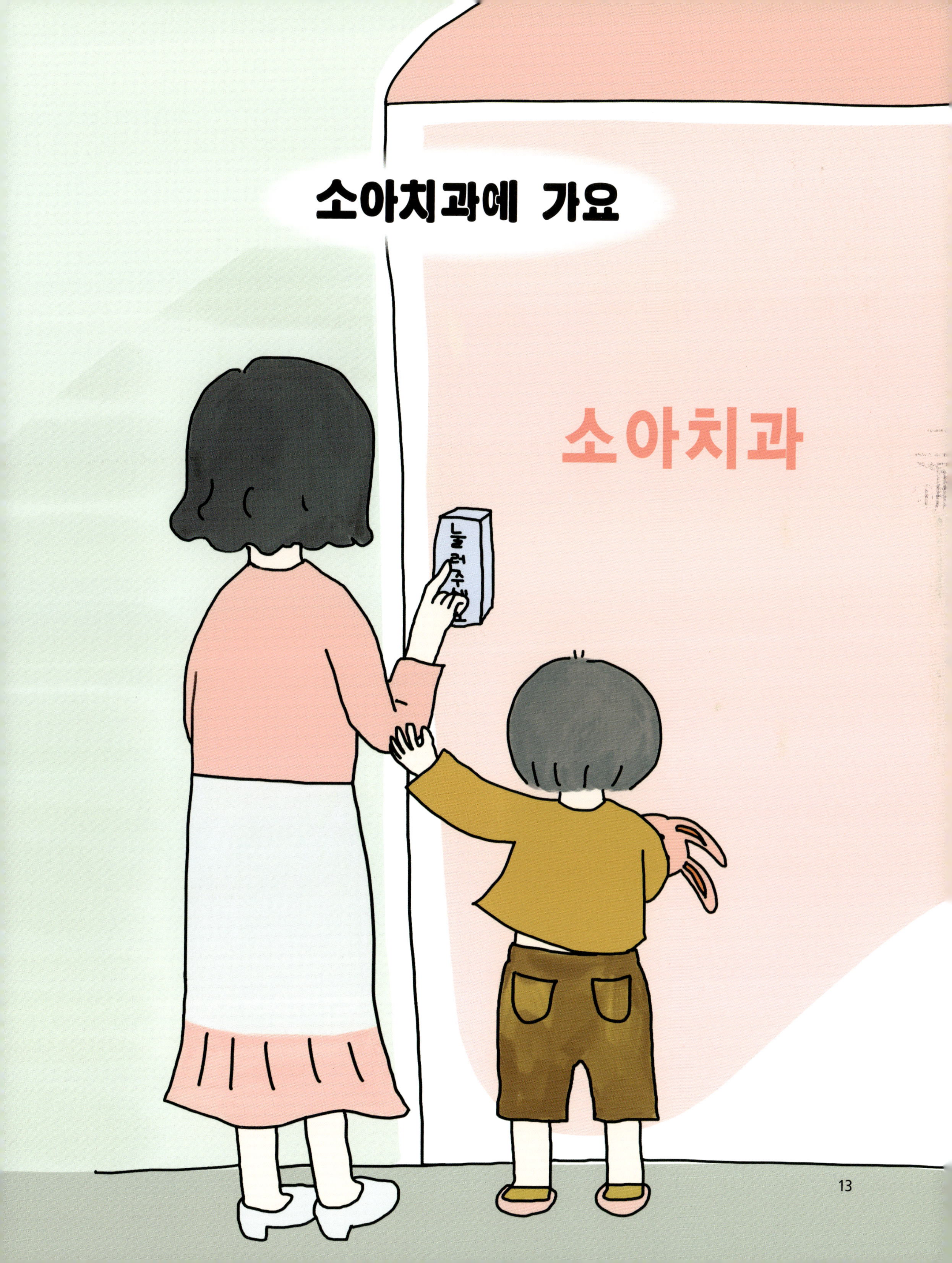

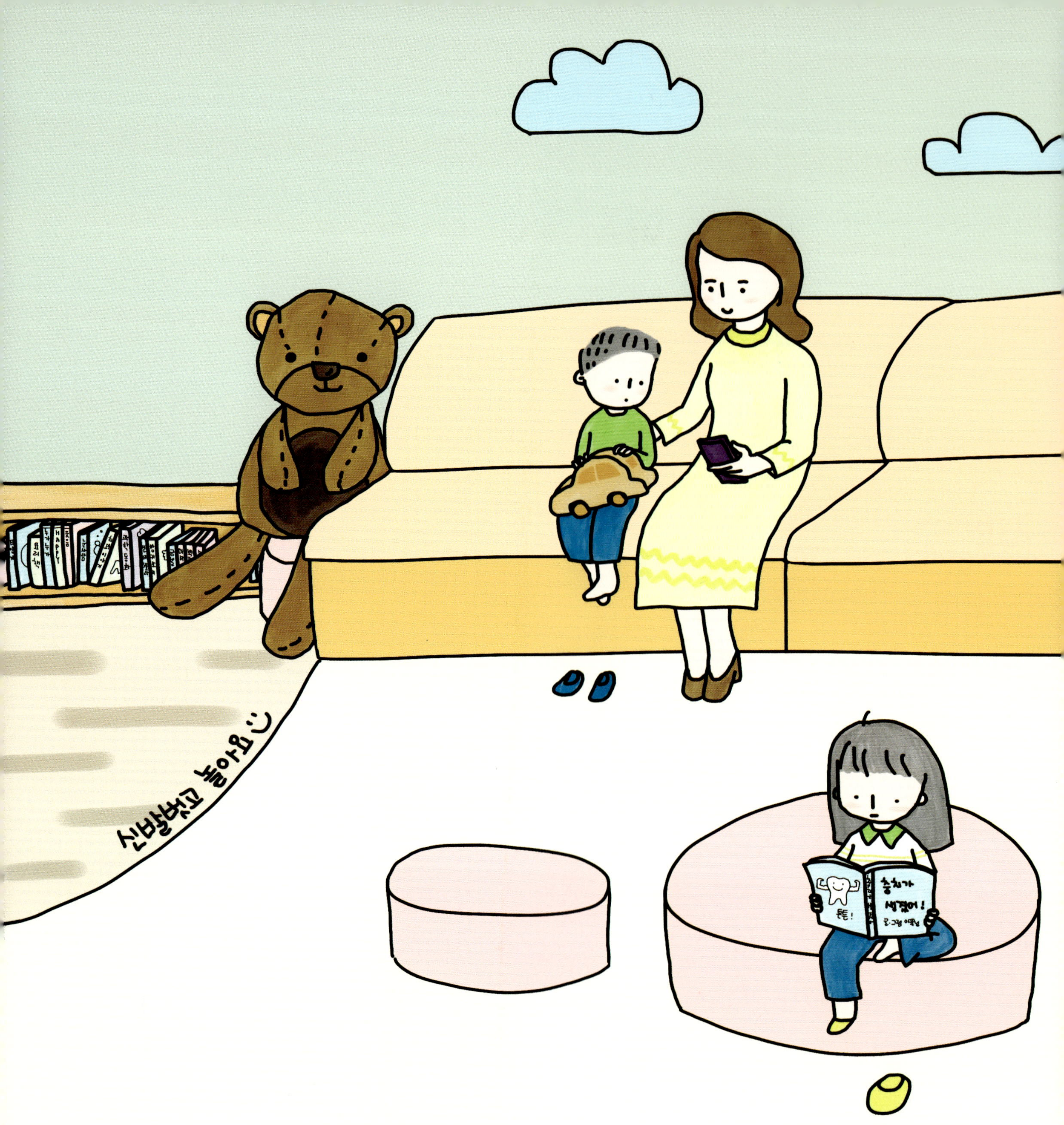
신발벗고 놀아요
충치가 생겼어!
튼튼!

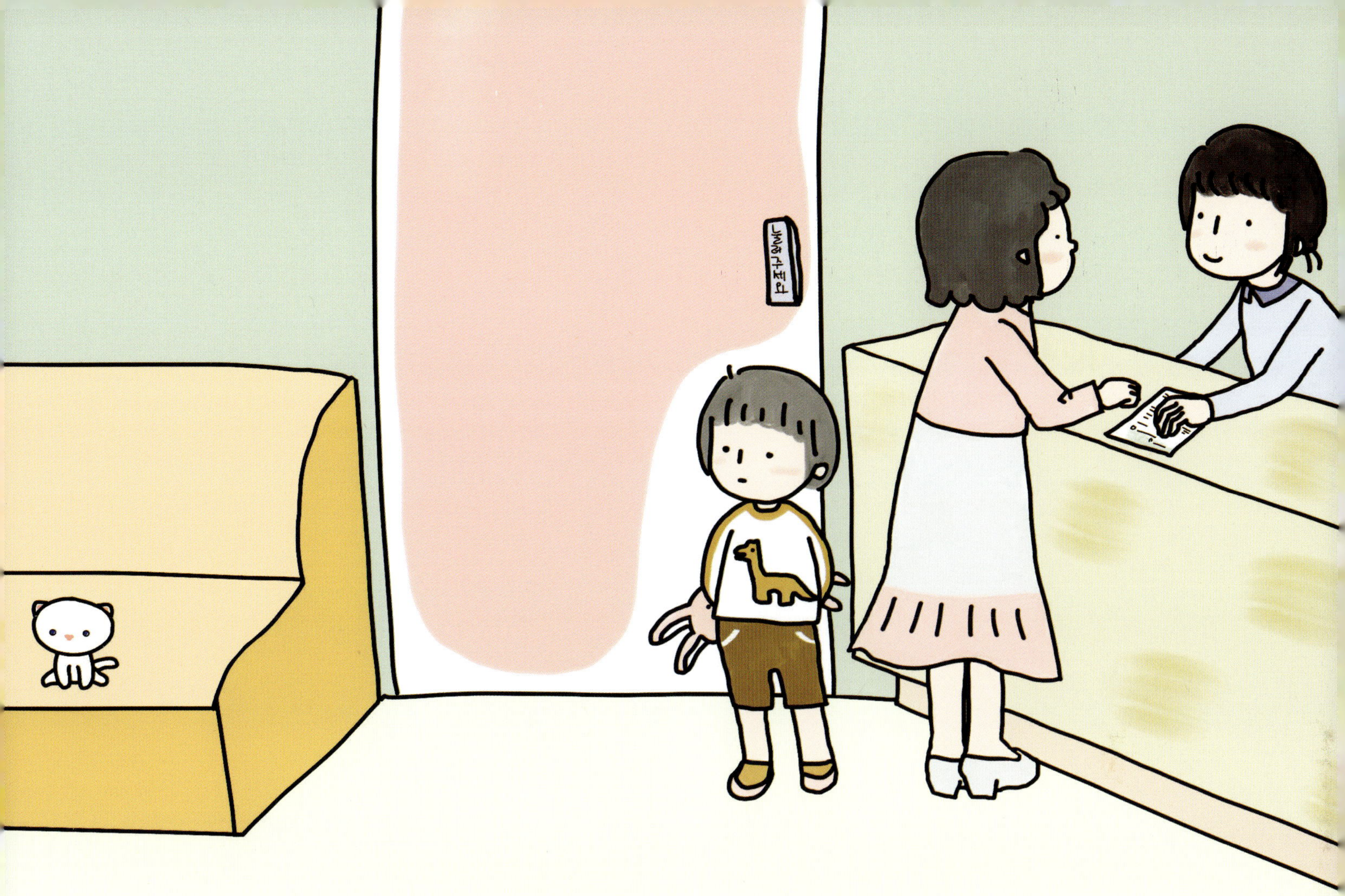

다음 날.

온이는 엄마와 함께 소아치과에 왔어요.

소아치과에 온 게 처음은 아니에요. 치카 검사를 하러 두 번이나 와 본 적 있어요. 그때는 작은 놀이방에서 신나게 놀고, 작은 장난감 선물까지 받아서 정말 기분이 좋았어요.

그런데 오늘은 왠지 마음이 편치 않아요.

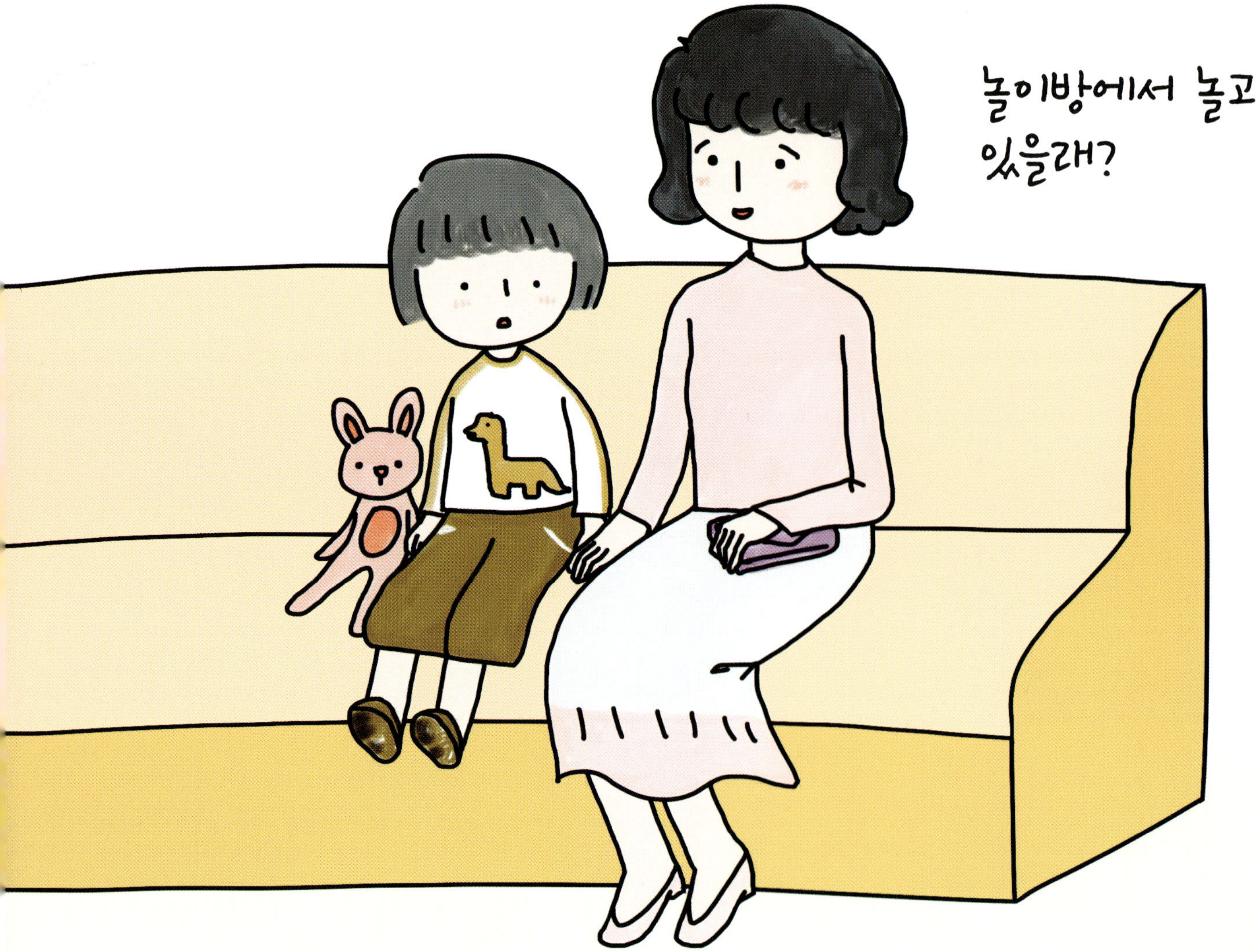

"조금 기다려야 하나 봐. 놀이방에서 놀래?"
엄마가 온이에게 물었어요.
하지만 온이는 전혀 놀고 싶지 않았어요. 놀이방에는
온이가 좋아하는 것들이 잔뜩 있었는데 말이에요.
대신 누군가의 울음소리에 귀가 쫑긋해졌어요.

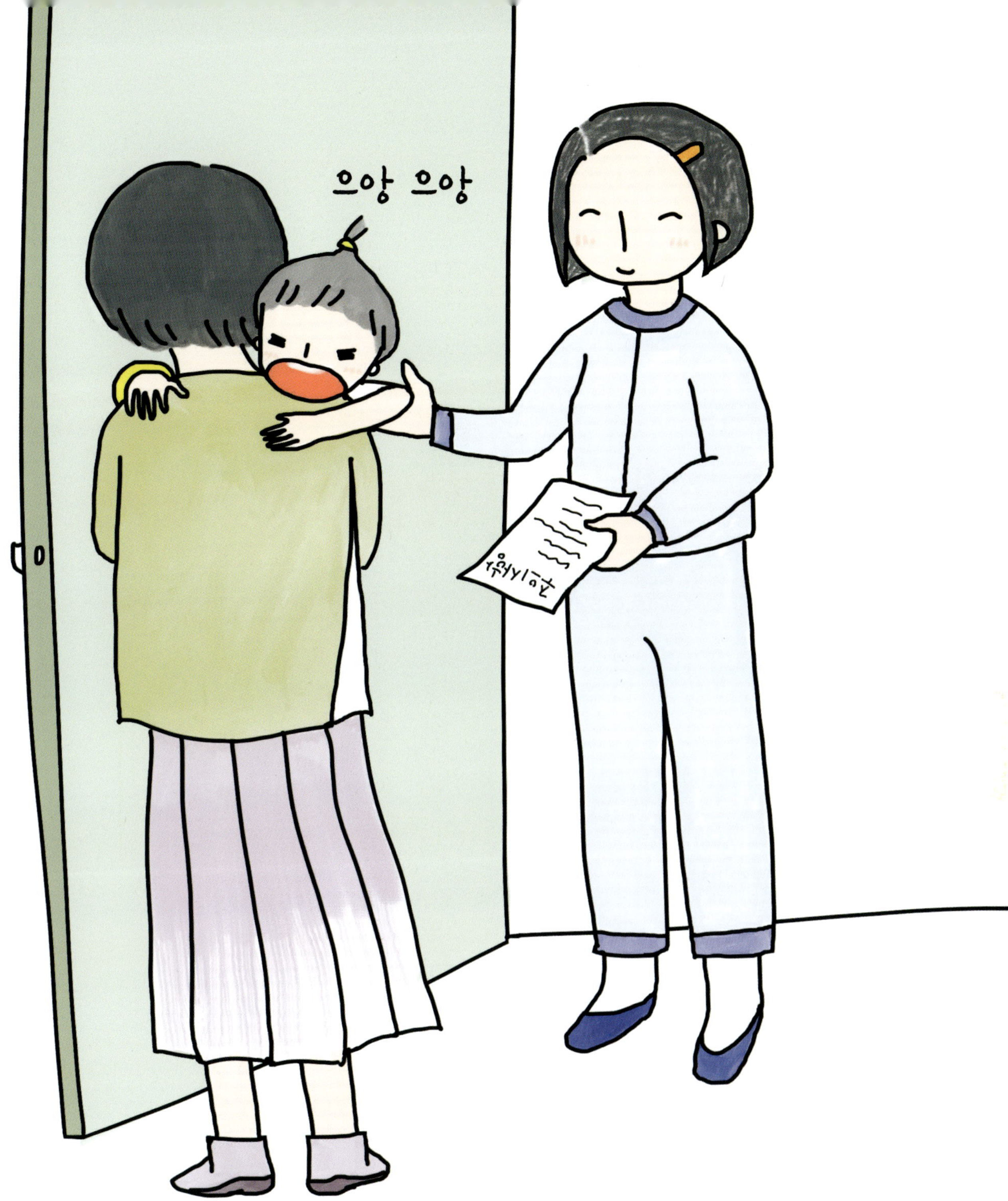

“엄마, 재는 왜 울어요?”

엄마 품에 꼭 안겨 엉엉 우는 아이를 보며 온이가 물었어요.

“아가라서 우나 봐.”

"그럼 쟤는 왜 울어요?"

여자아이가 곰 인형을 꼭 안고 훌쩍거리고 있었어요.

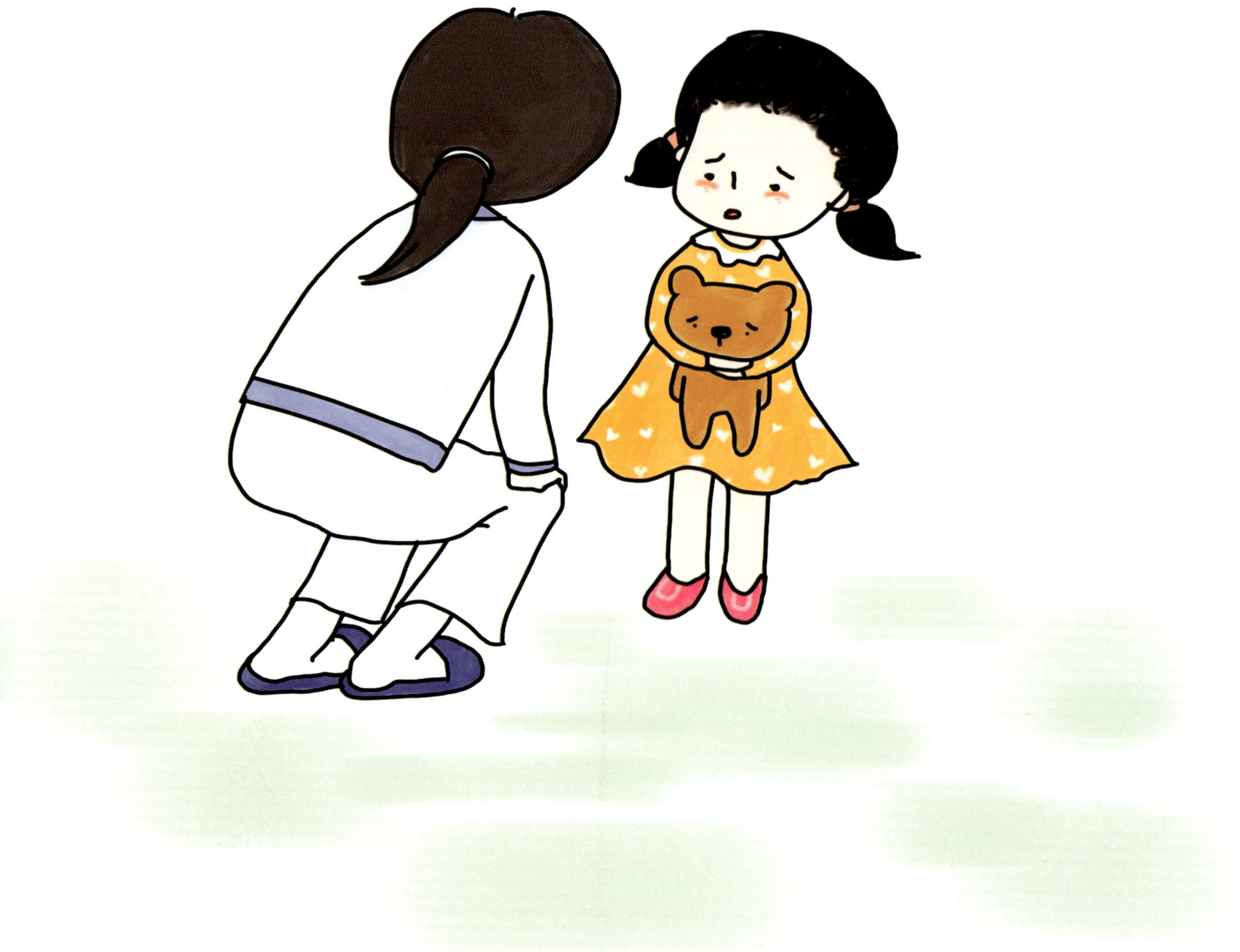

"음 벌레가 깨물어서 아팠나 봐."

"아팠대요?"

"응."

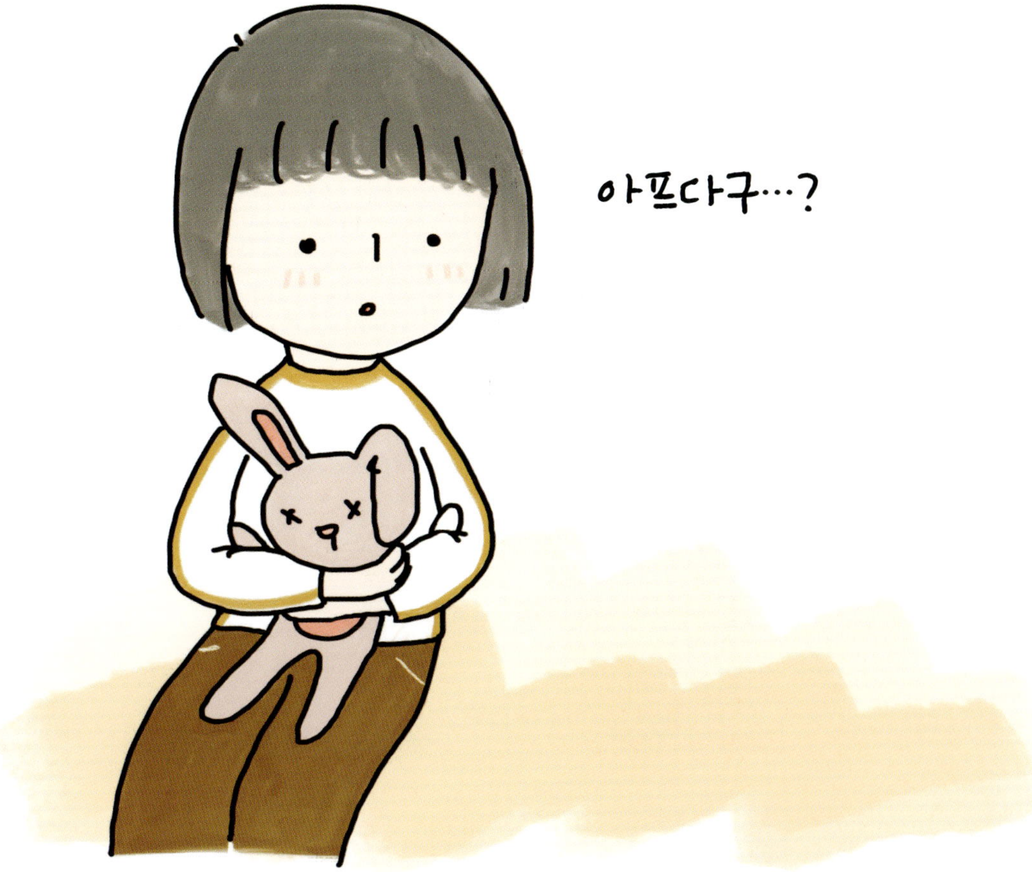
아프다구…?

온이는 갑자기 TV에서 봤던 충치 이야기가 떠올랐어요.

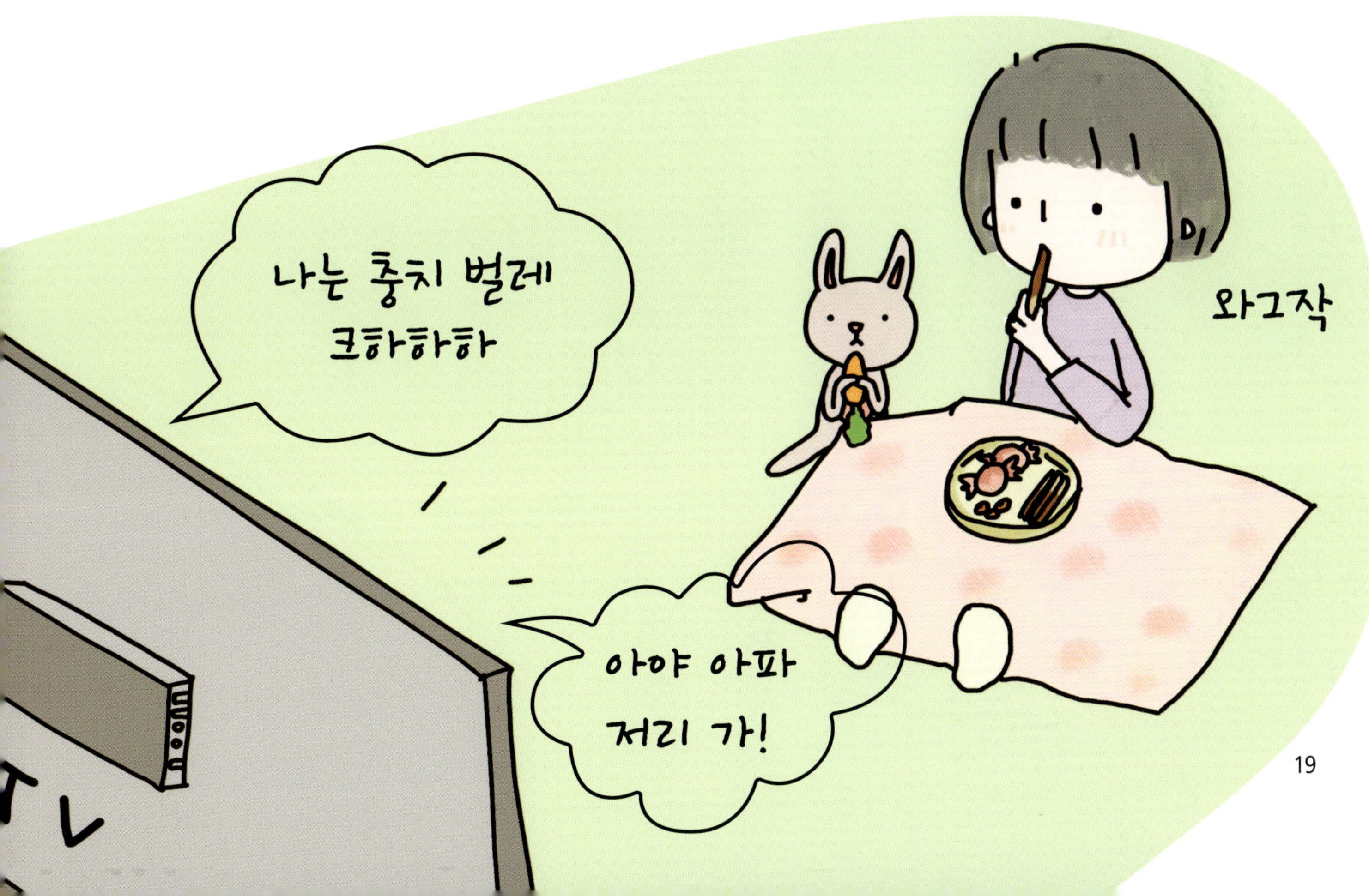
나는 충치 벌레
크하하하
와그작
아야 아파
저리 가!

"엄마, 나는 하나도 안 아픈걸요?
사실은 벌레가 없는 거 아닐까요?"
온이는 내심 기대하며 물었어요.

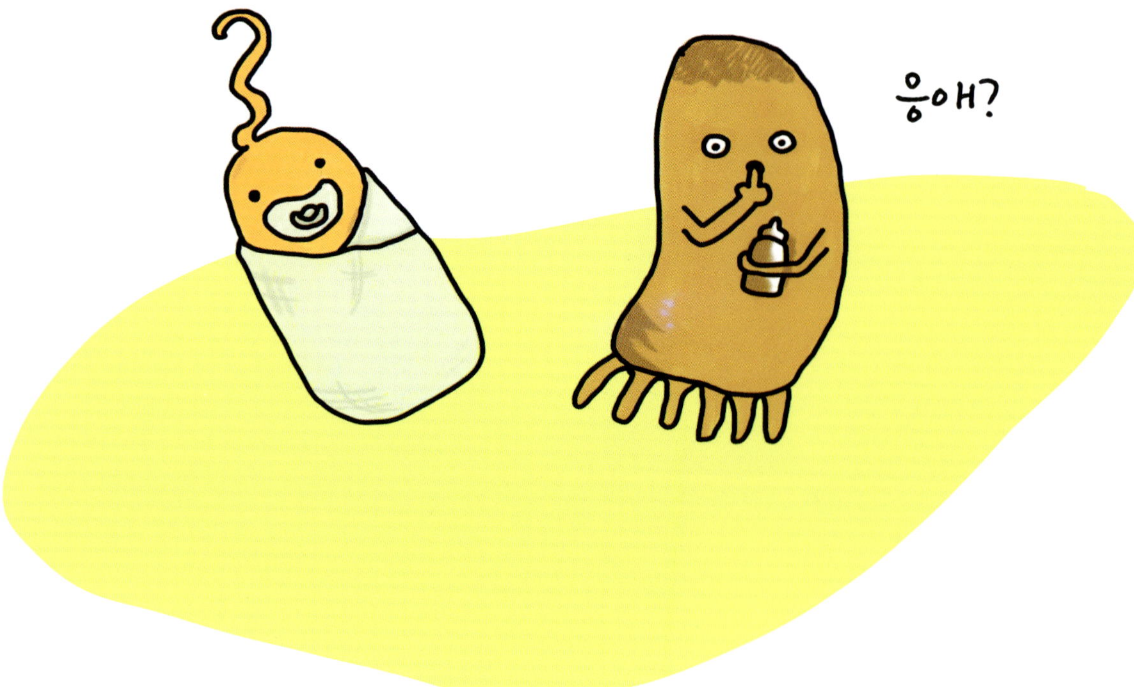

하지만 엄마의 대답은 온이의 기대와는 달랐어요.
"그건 온이 입안에 있는 충치 벌레가 아직
아가 벌레라서 그런 거 아닐까?"
"아가 벌레요?"
"응, 아가 벌레."

“나중에는 어른벌레가 돼요?”

“그럼. 충치 벌레도 자라니까.”

엄마가 온이를 보며 말했어요.

“클수록 힘이 세지니까 온이를 아프게 할 수도 있겠지?”

온이는 힘이 세진 벌레들을 떠올려 봤어요.

아마도 굉장히 못생겼을 것 같아요.

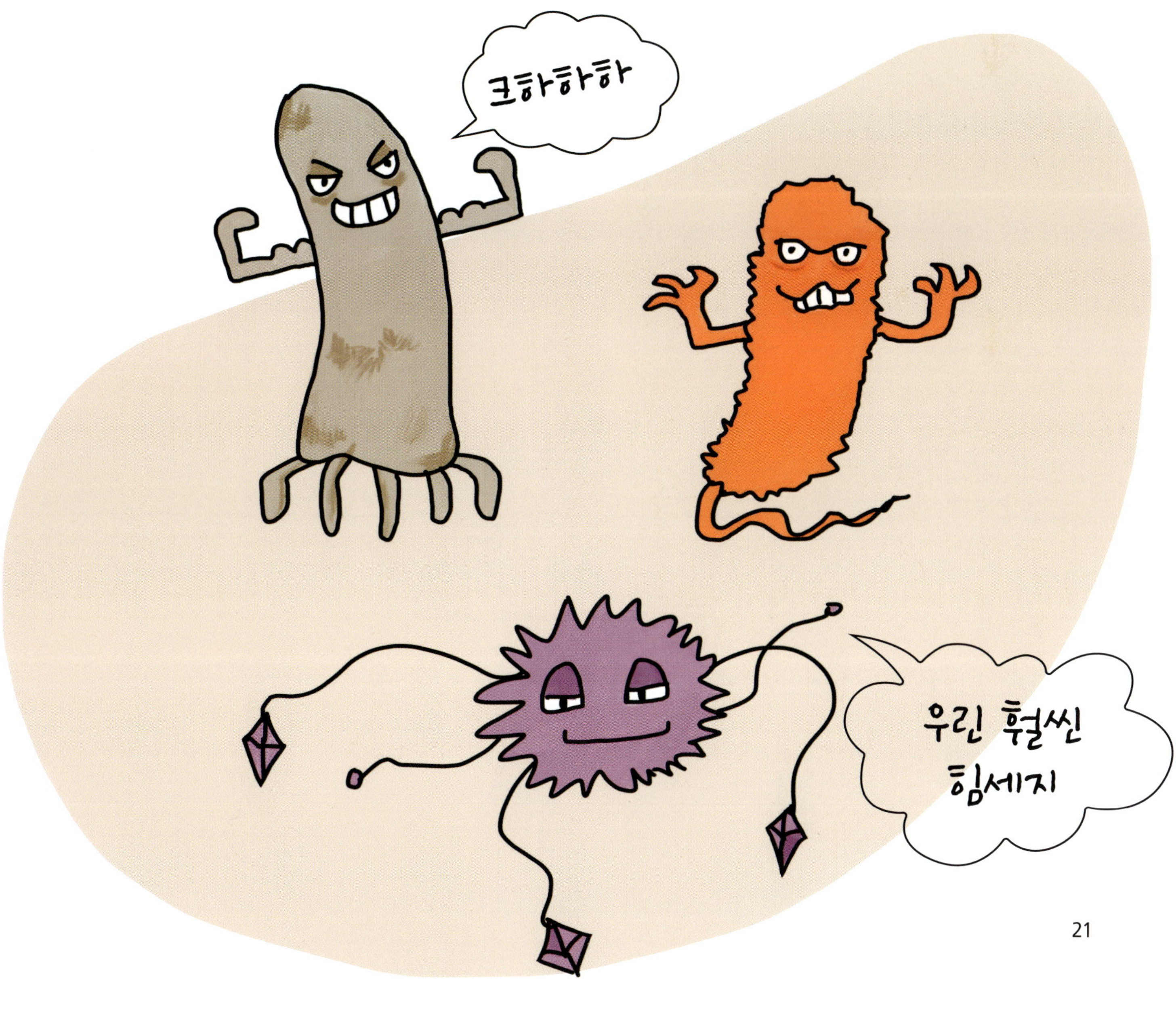

"엄마, 벌레는 어떻게 잡아요? 입안에 있는 벌레인데 무엇으로 잡아요?"

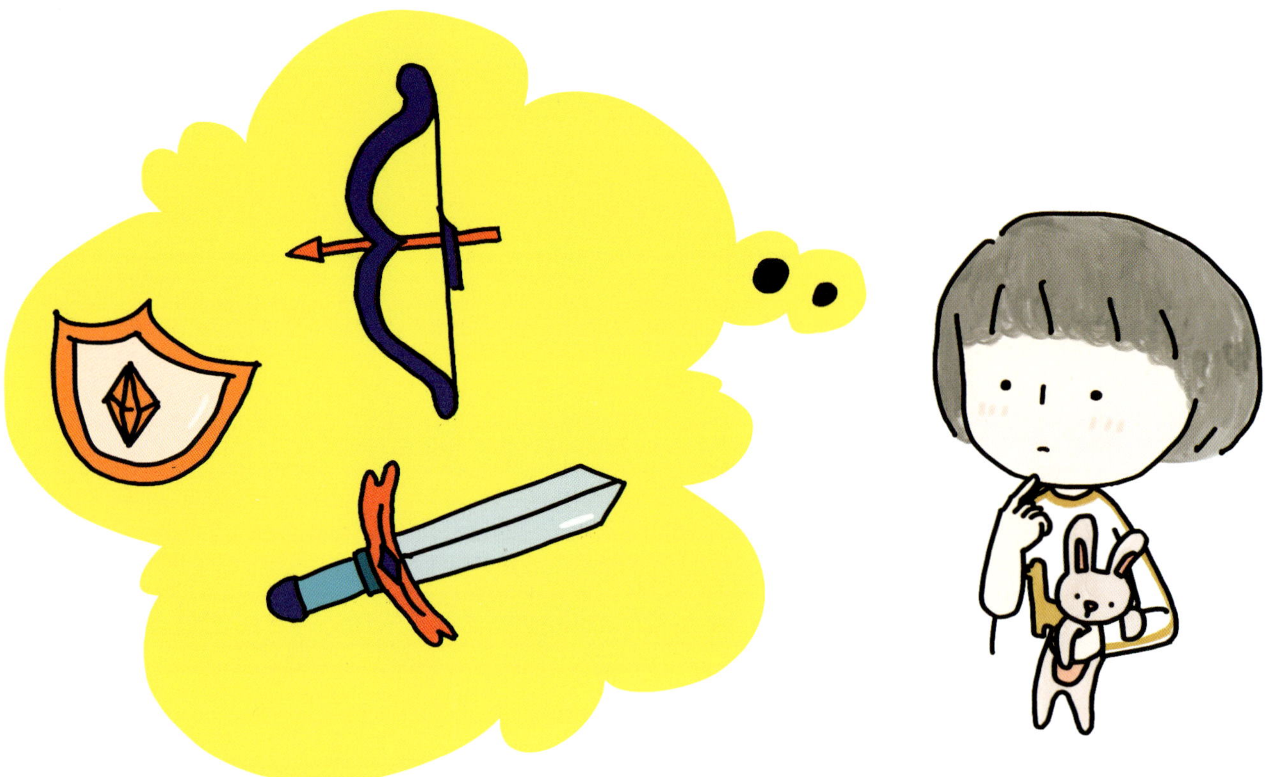

온이가 궁금한 것을 쏟아내고 있는데, 온이 이름을 부르는 소리가 들렸어요.

"온이 진료실로 들어오세요."

"온이 부른다. 또 궁금한 건 의사 선생님께 여쭤보자."
엄마가 온이 손을 잡았어요. 온이 가슴이 쿵쾅쿵쾅 뛰었어요. 심장이 도망이라도 가고 싶은 걸까요?

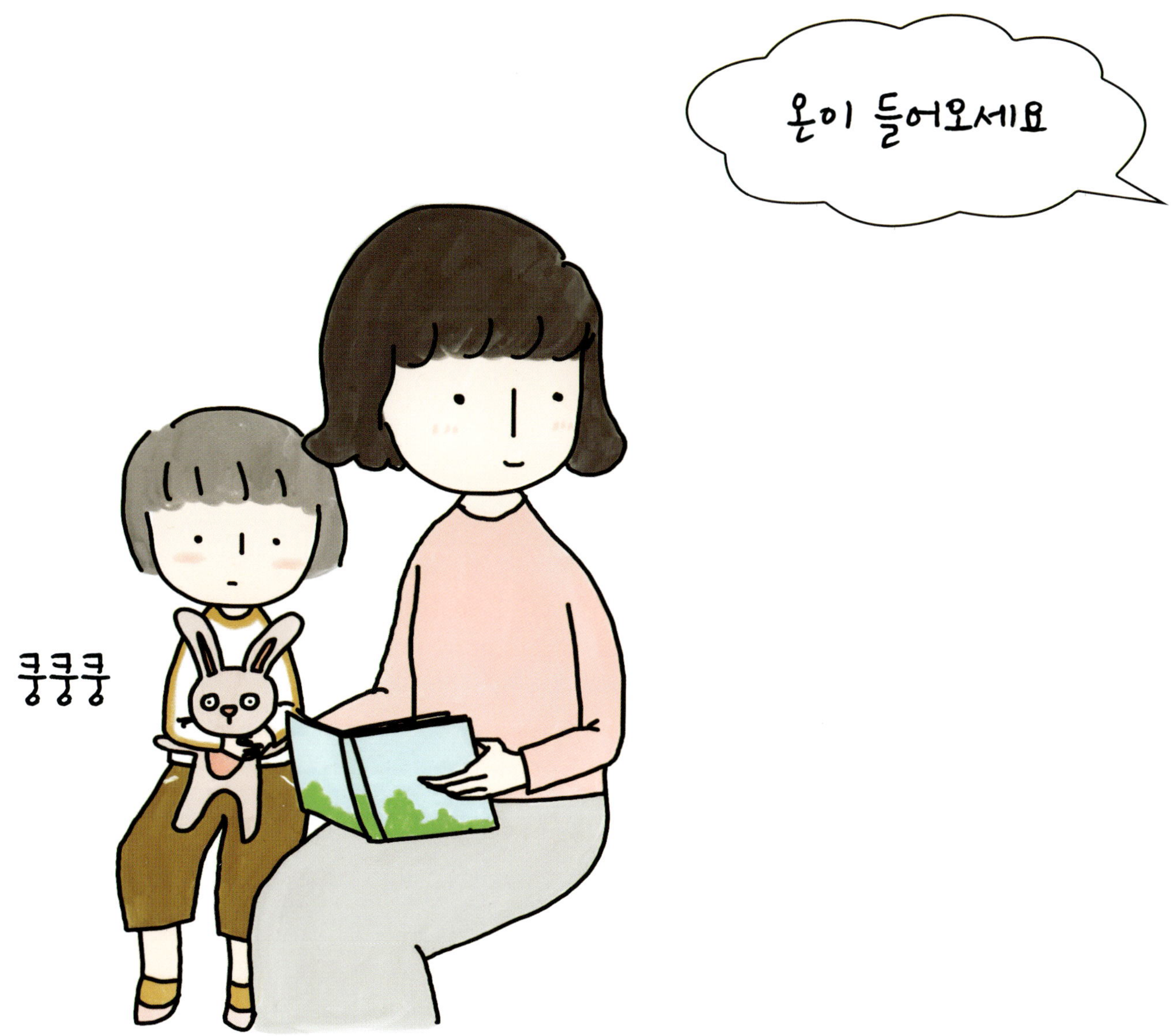

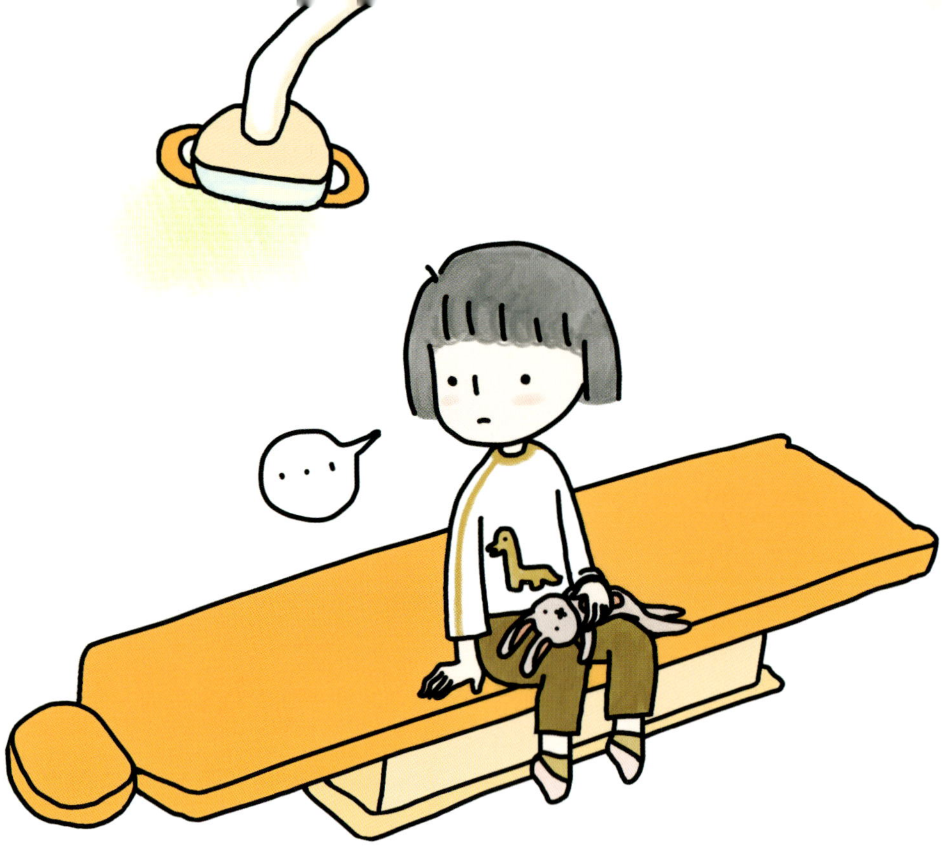

"안녕, 온아. 침대에 누워 볼까?"
선생님이 다정한 목소리로 말했어요.
하지만 온이는 눕고 싶지 않았어요.
지난번에 왔을 때는 예뻐 보였던 치과 침대가 오늘따라
너무 딱딱해 보였어요. 왜인지는 몰라요.

"안 누우면 안 돼요? 오늘은 안 누울래요."

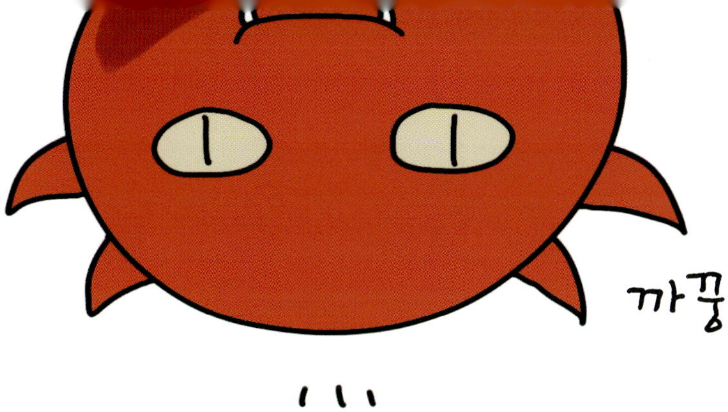

선생님이 빙긋 웃었어요.

"하지만 이렇게 앉아 있을 때는 아무리 불을 환하게 켜도 위에 숨어 있는 벌레가 안 보인단다. 숨바꼭질하기 아주 딱 좋거든."

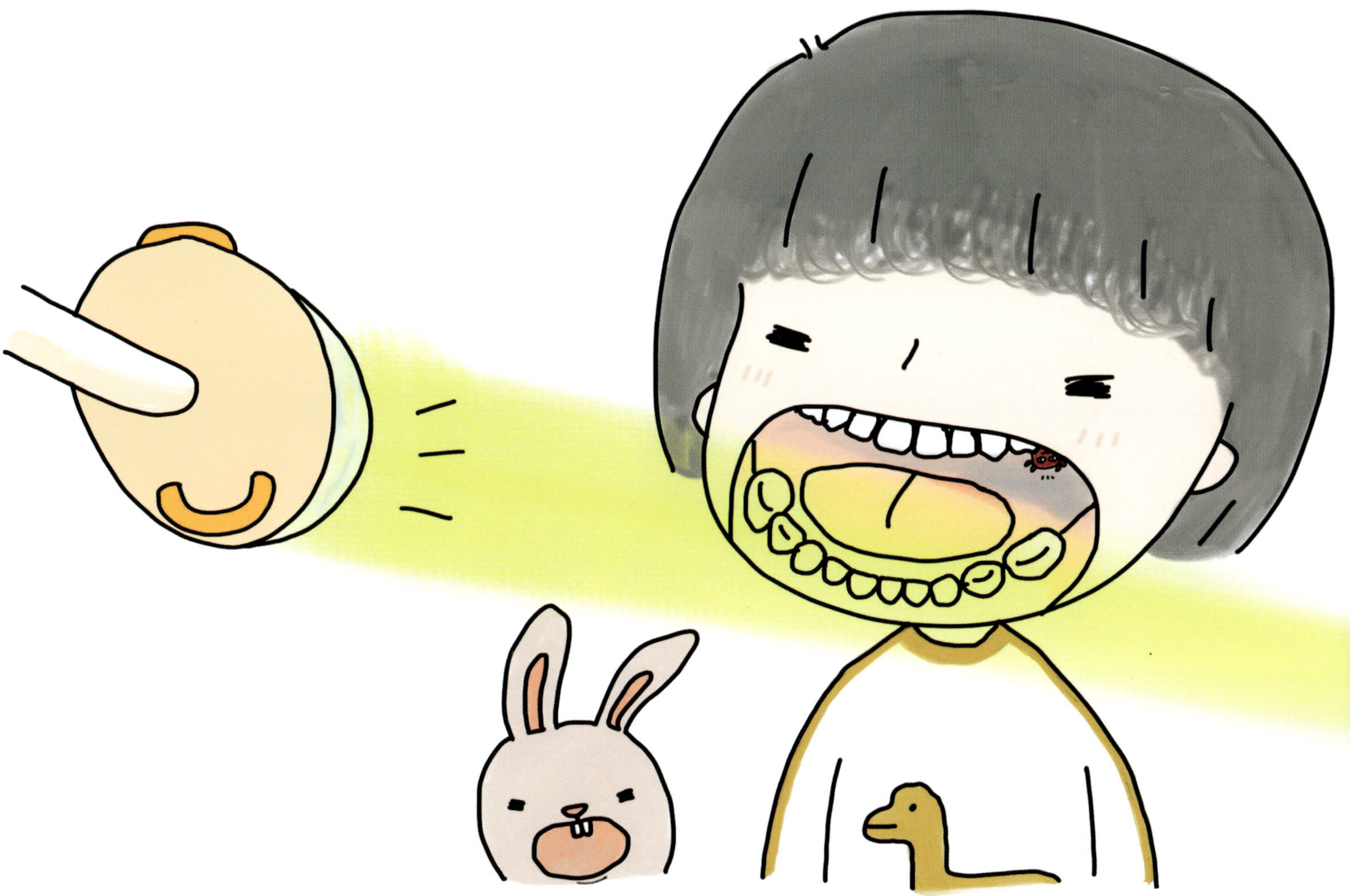

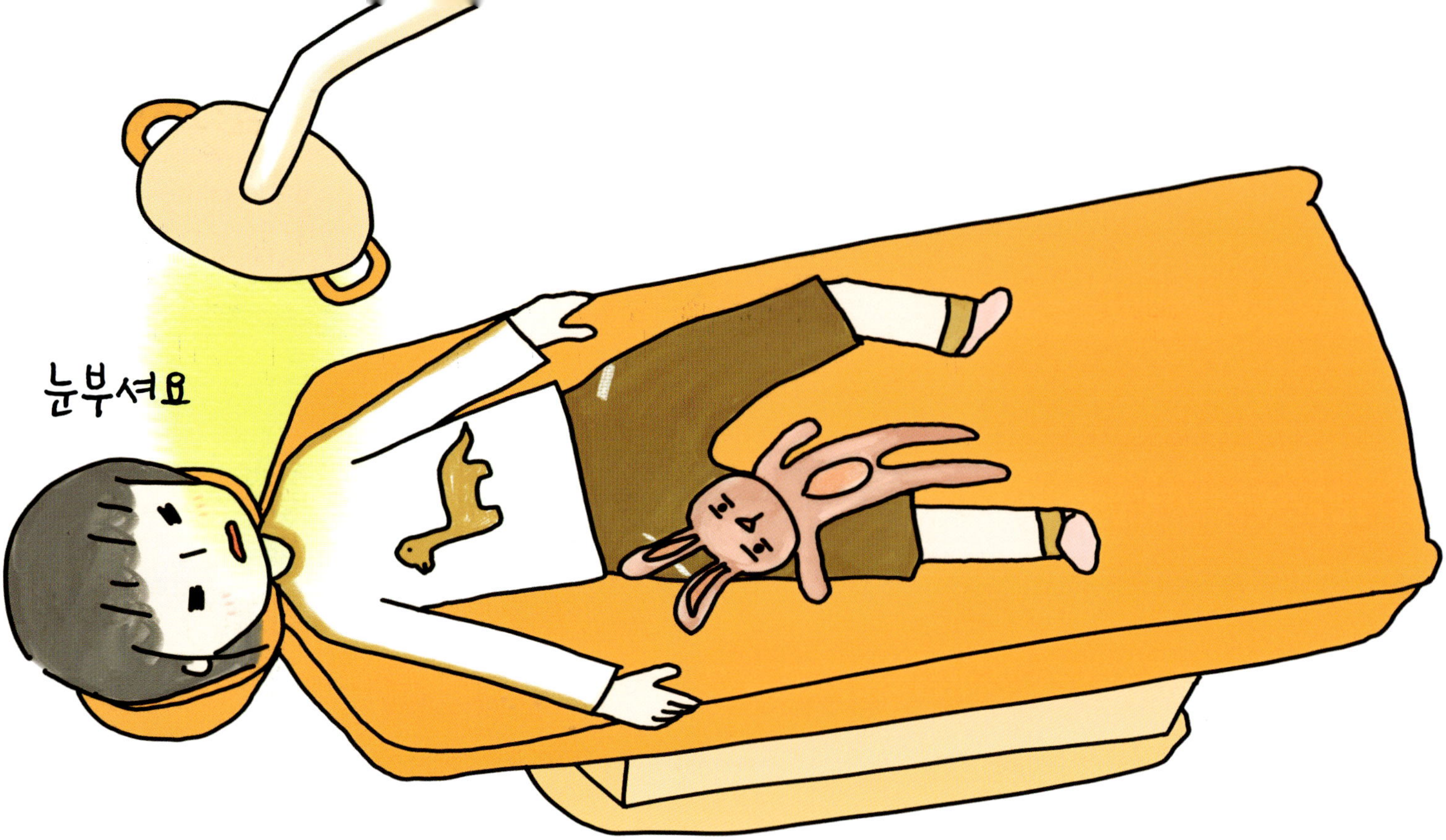

“하지만 만약 온이가 이렇게 누워 있다면?”

선생님은 온이가 침대에 눕도록 도와주면서 말했어요.
온이는 어기적어기적 침대에 누웠어요.
환한 불빛에 눈이 부셔요.
정말 환한 불빛이라서 벌레도 깜짝 놀랄 거란 생각이 들었어요.

“짠, 이렇게 깜깜한 곳이 하나도 없지.”
선생님이 거울을 입 가까이 보여 주자,
온이는 자기도 모르게 입을 크게 벌렸어요.

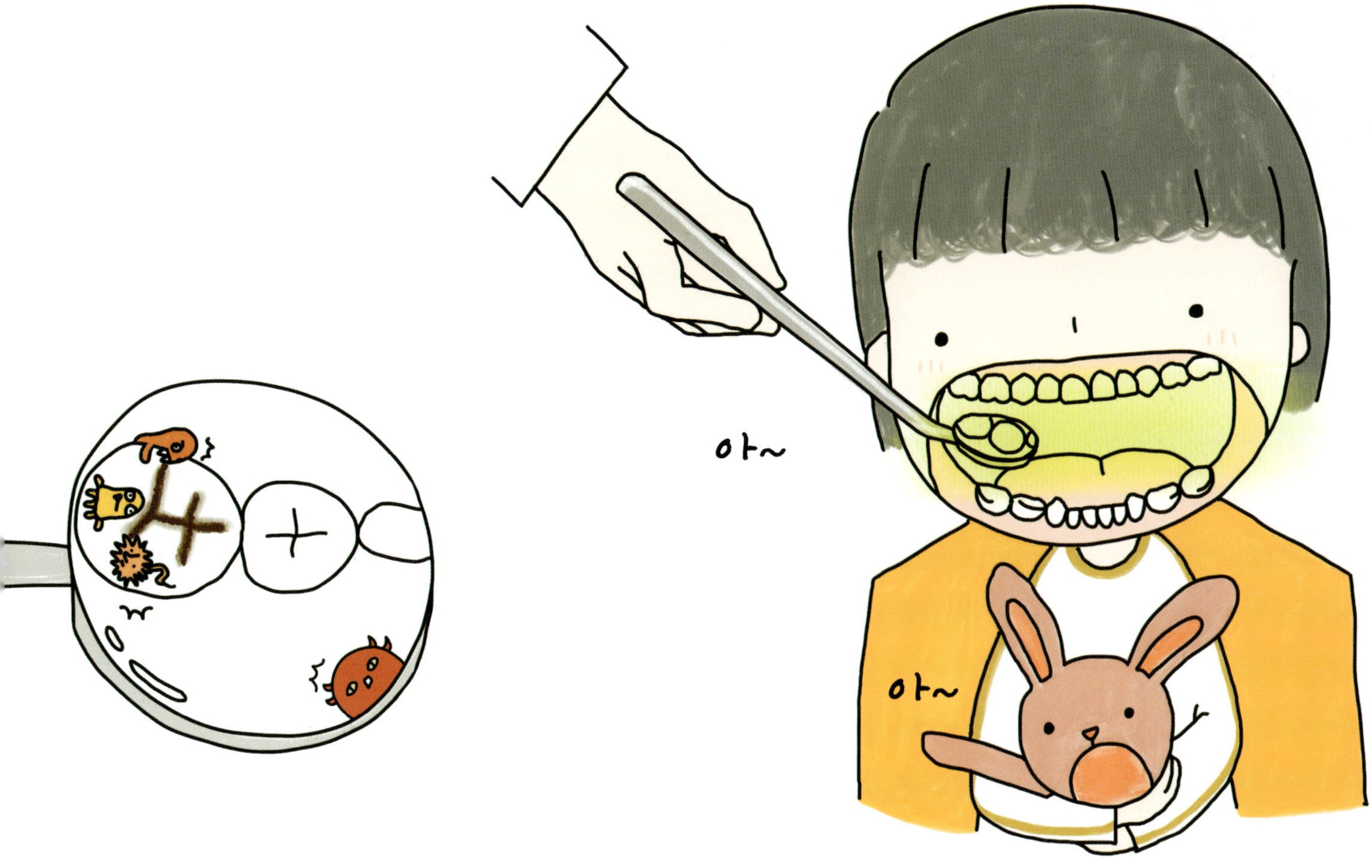

“찾았다, 숨은 벌레들!”
“벌써요?”
“온이가 입을 아주 크게 벌려 줘서 금세 찾았어.
벌레집이 위에 하나, 아래 하나, 두 개 있는걸?”

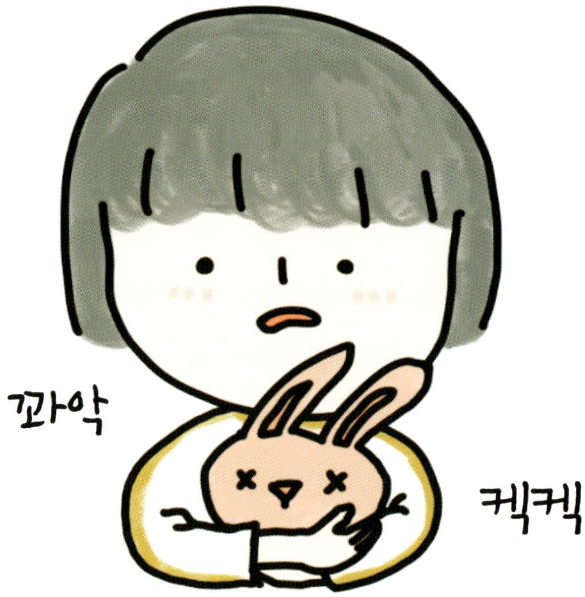

"벌레집이 있어요? 두 개나요?"

온이는 깜짝 놀라서 안고 있던 토끼 인형을 꼭 움켜쥐었어요.

언제 벌레집이 생긴 걸까요?

분명 치아 주인은 온이인데, 벌레가 들어온 줄도 몰랐어요.

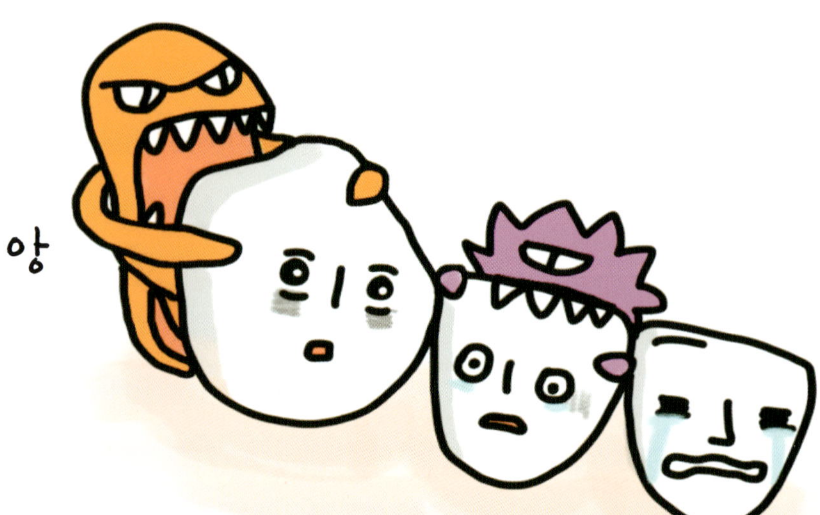

“하지만 벌레 잡기 싫어요.”
온이가 말했어요.

“어머, 왜?”
선생님 눈이 동그래졌어요.
“그냥 싫어요. 아플 것 같아요.”

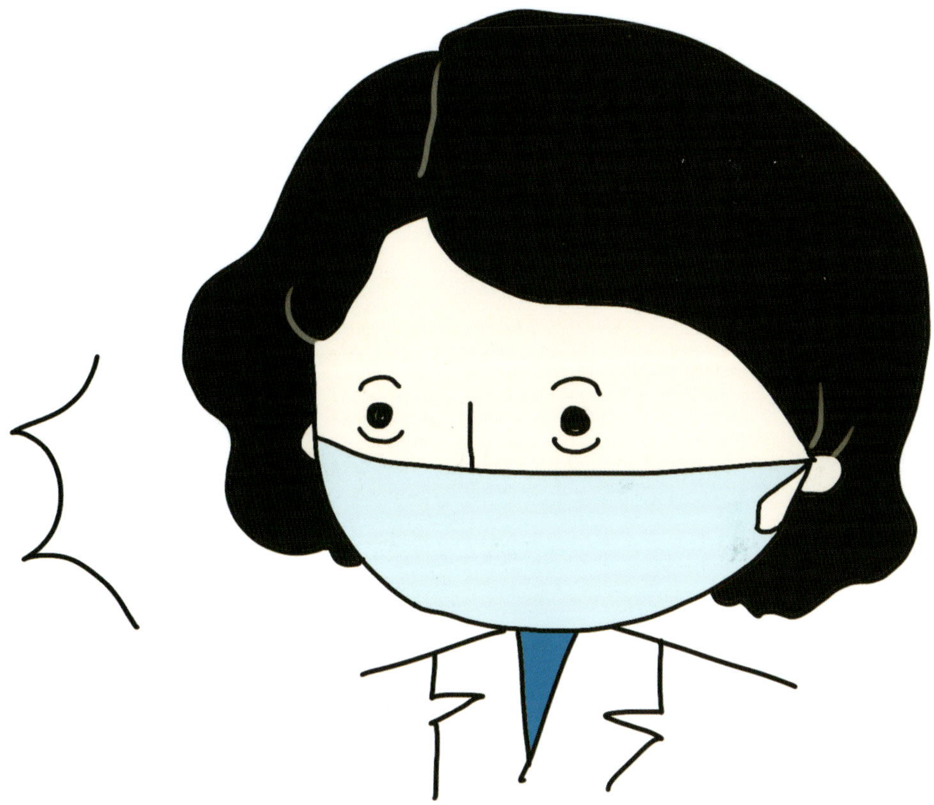

선생님이 놀라는 표정으로 말했어요.
“그럴 리가. 벌레를 안 잡으면 아픈 거 아닐까?”
“안 잡으면요?”

선생님은 다정하게 말했어요.
"생각해 봐. 만약 집 안에 모기가 들어왔는데, 안 잡고 두면 어떻게 될까?"

온이는 집에 들어온 모기를 잡으려고 이리 폴짝 저리 폴짝 뛰었던 엄마를 떠올렸어요.

"아마도 모기가 엄마랑 온이를 계속 물고 다녔을 거야. 신나게 돌아다니면서 말이야. 다음 날이면 친구를 여럿 데려올 수도 있지."

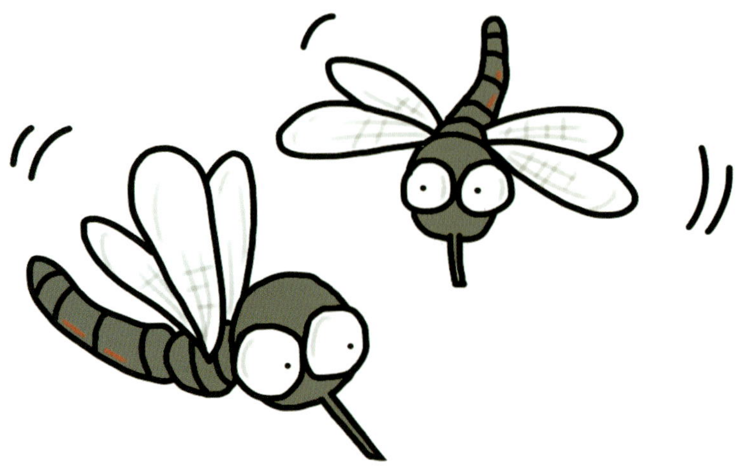

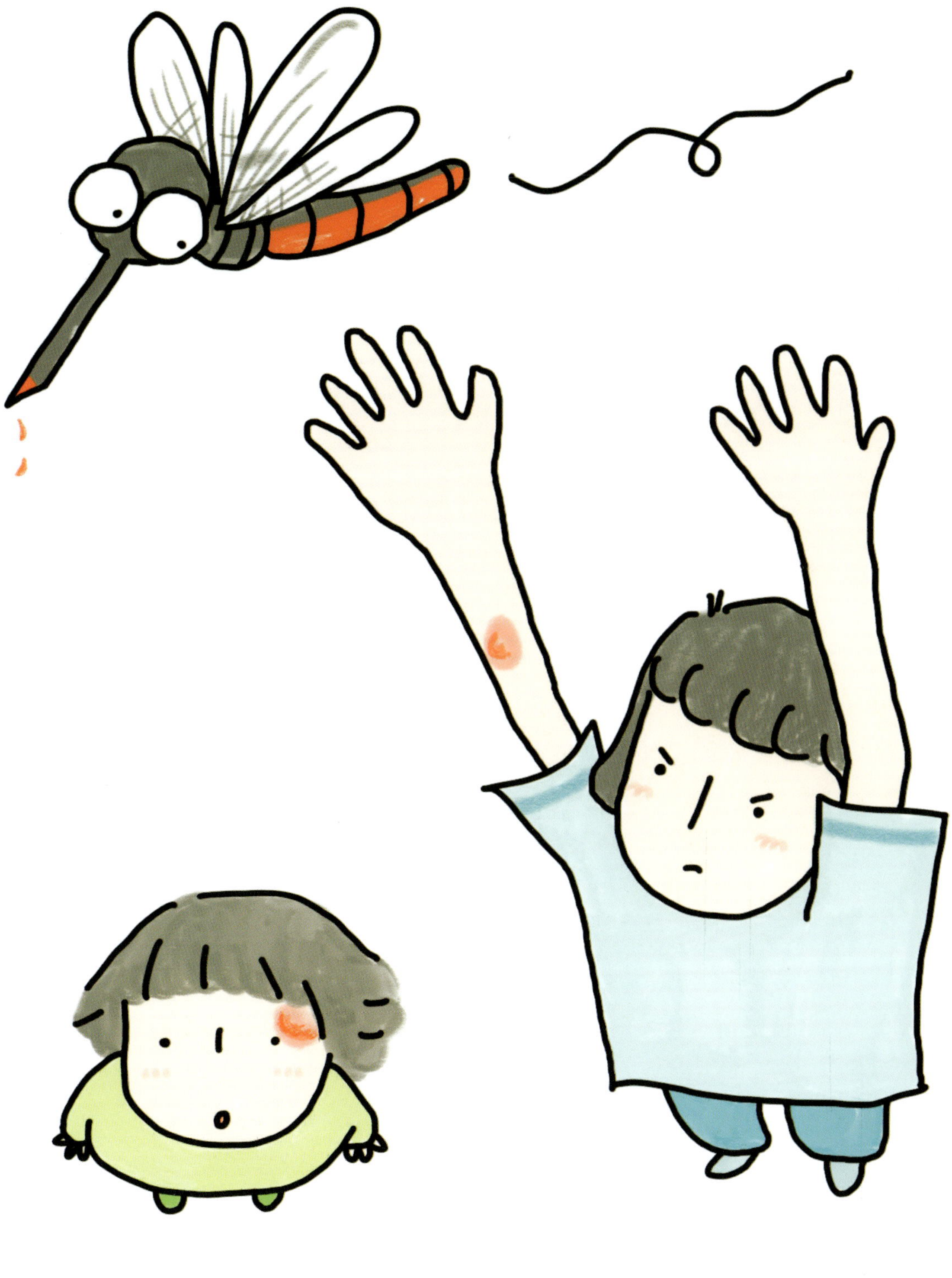

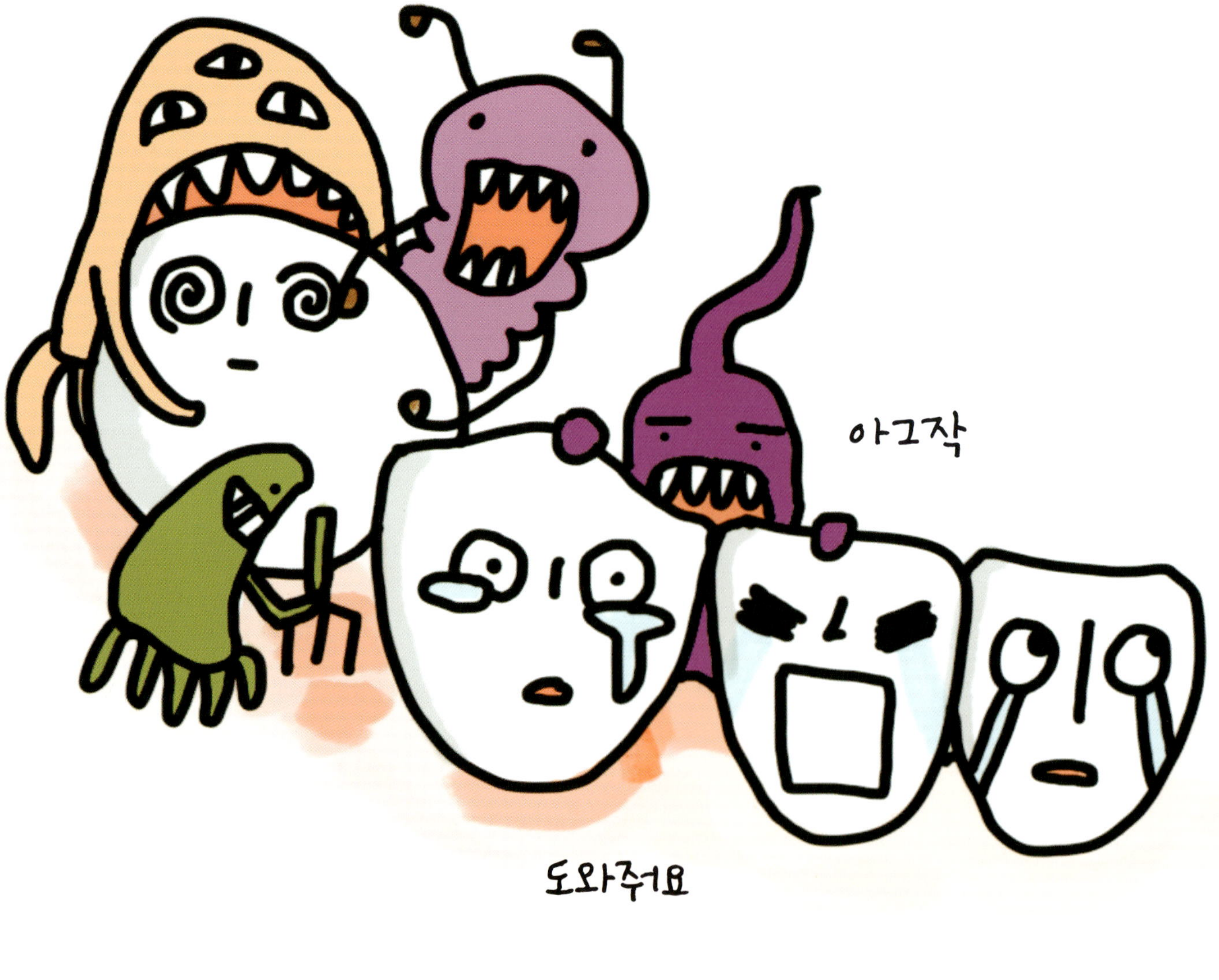
아그작
도와줘요

모기 친구들이라니. 생각만 해도 온몸이 간지러워지는 기분이에요.

“온이 입안에 들어온 벌레도 그래서 잡아야 하는 거야.” 선생님 눈이 다시 빙긋 웃었어요.

“입속에 있는 벌레를 어떻게 잡아요?”
“온이는 이미 어떻게 벌레를 잡는지 잘 알고 있단다.”
“제가요?”
온이는 어리둥절했어요.

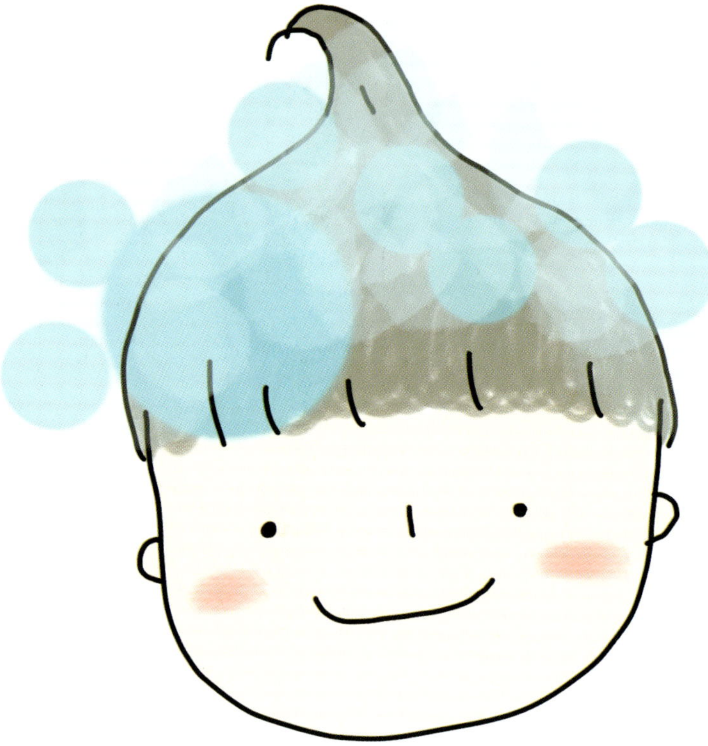

"보글보글 머리 감기, 뽀득뽀득 손 씻기,
그리고 치카치카 이 닦기!
모두 몸에 있는 벌레를 잡는 방법이야."

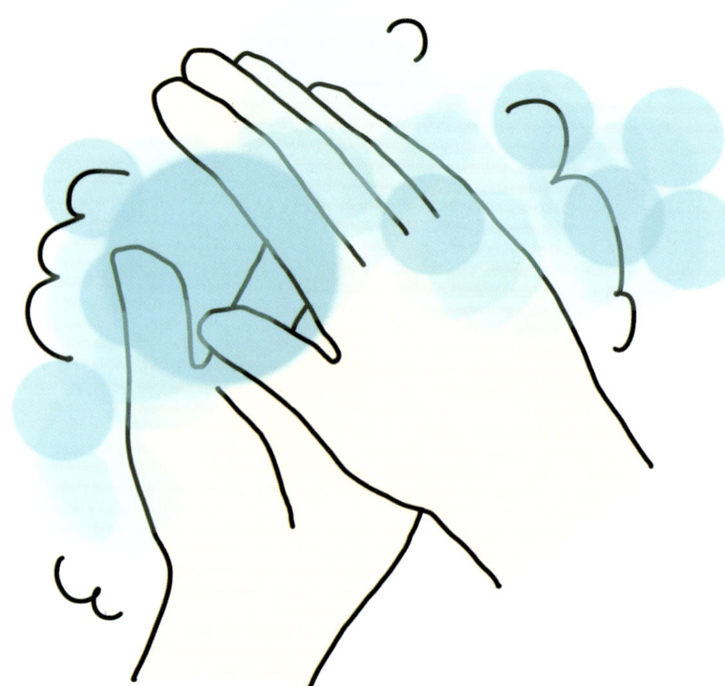

"그럼 집에 가서 칫솔질하면 벌레를 잡을 수 있어요?"
온이가 눈을 반짝이며 물었어요.

"그럼, 잡을 수 있지. 하지만 지금은 벌레들이 집을
지었으니, 선생님의 도움이 조금 필요할 것 같아."

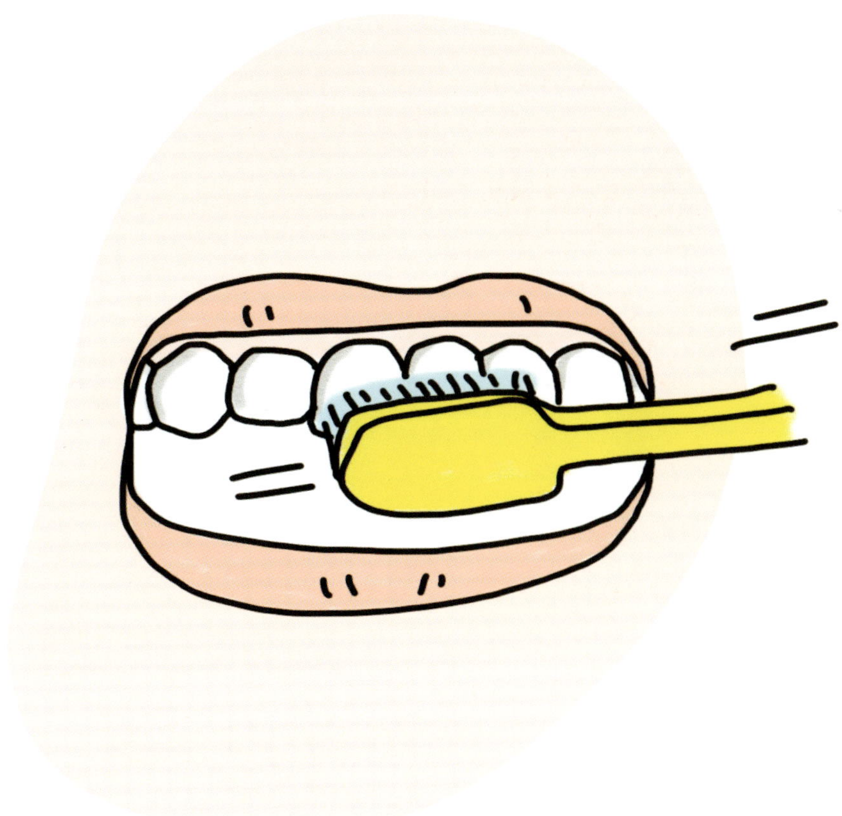

“집을 지어서요?”

“응, 맞아. 벌레들이 치아에 집을 만들면 숨을 곳이 생기거든.”

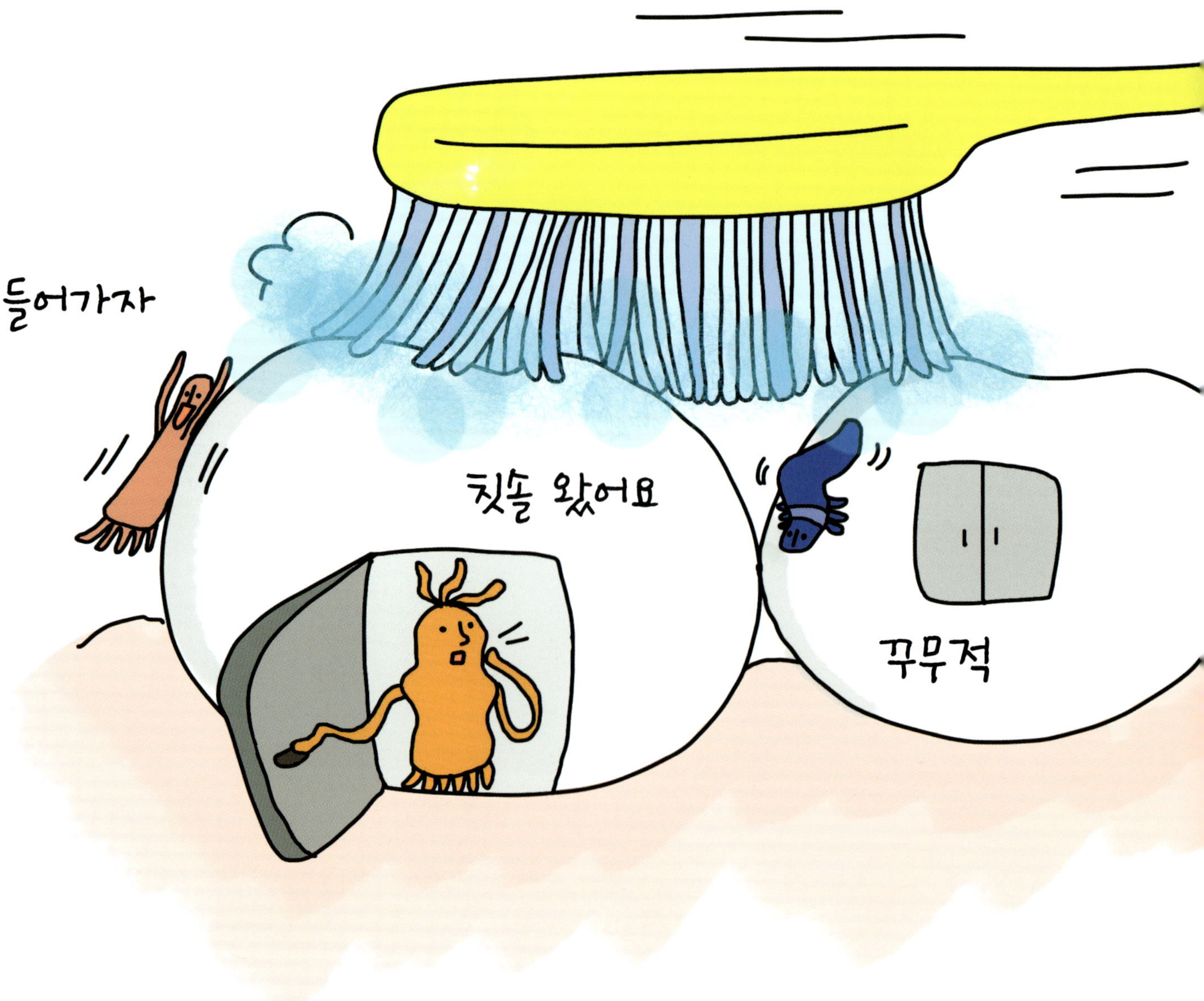

집을 짓고 있는 충치 벌레들이 떠올랐어요.
온이가 먹었던 맛있는 젤리도 벌레들이 조금씩 모아 놨겠지요?

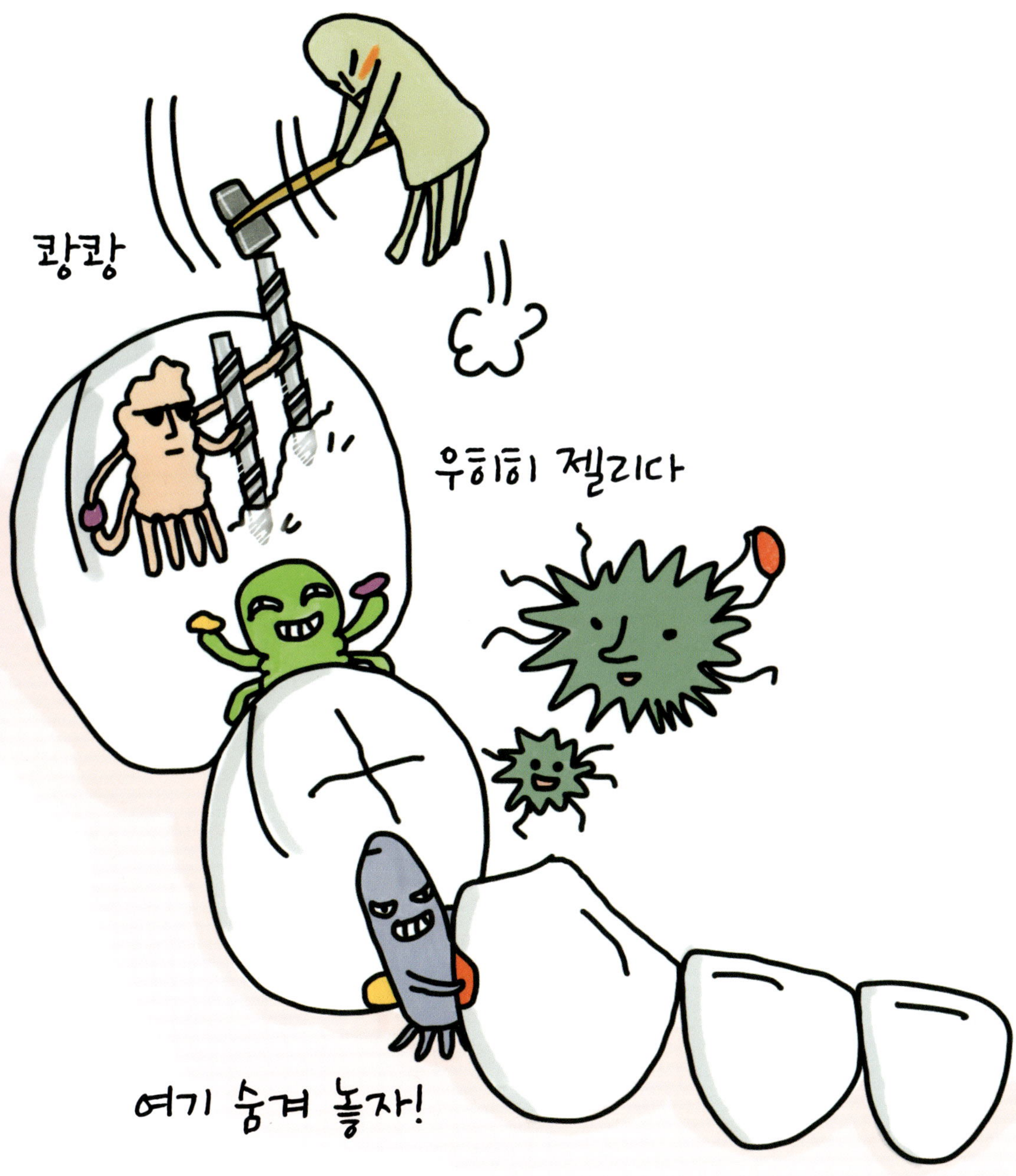

"벌레집을 어떻게 없애요?"
온이가 걱정스러운 표정으로 말했어요.
개미에 대한 책을 읽은 적이 있는데, 개미들은 집을 굉장히 빨리 그리고 아주 복잡하게 만들 수 있었어요.
충치 벌레도 개미처럼 집 짓기를 잘할까요?

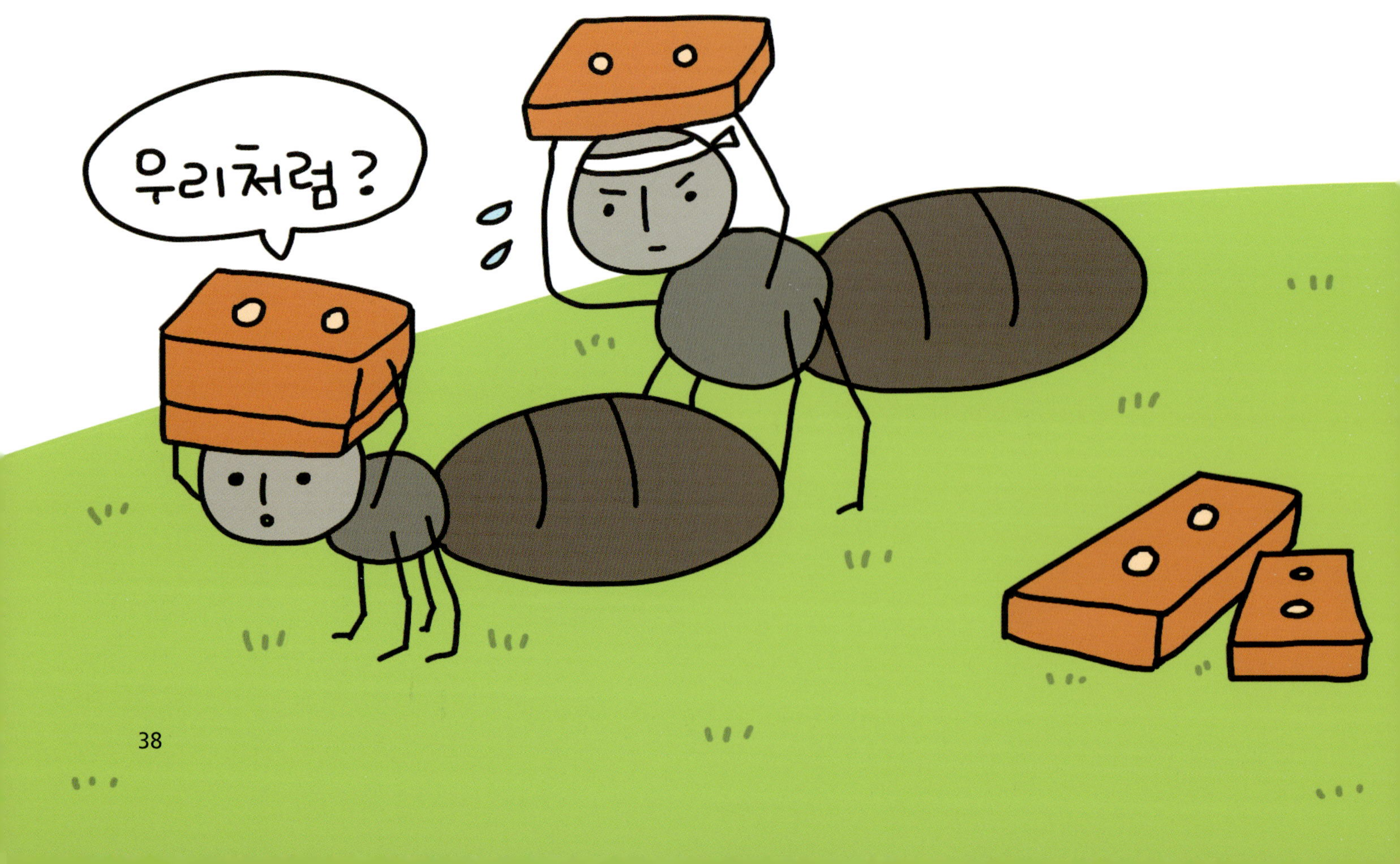

"그건 걱정하지 마. 선생님에게는 비장의 무기가 있거든."
선생님이 잔뜩 용감한 표정을 지었어요.

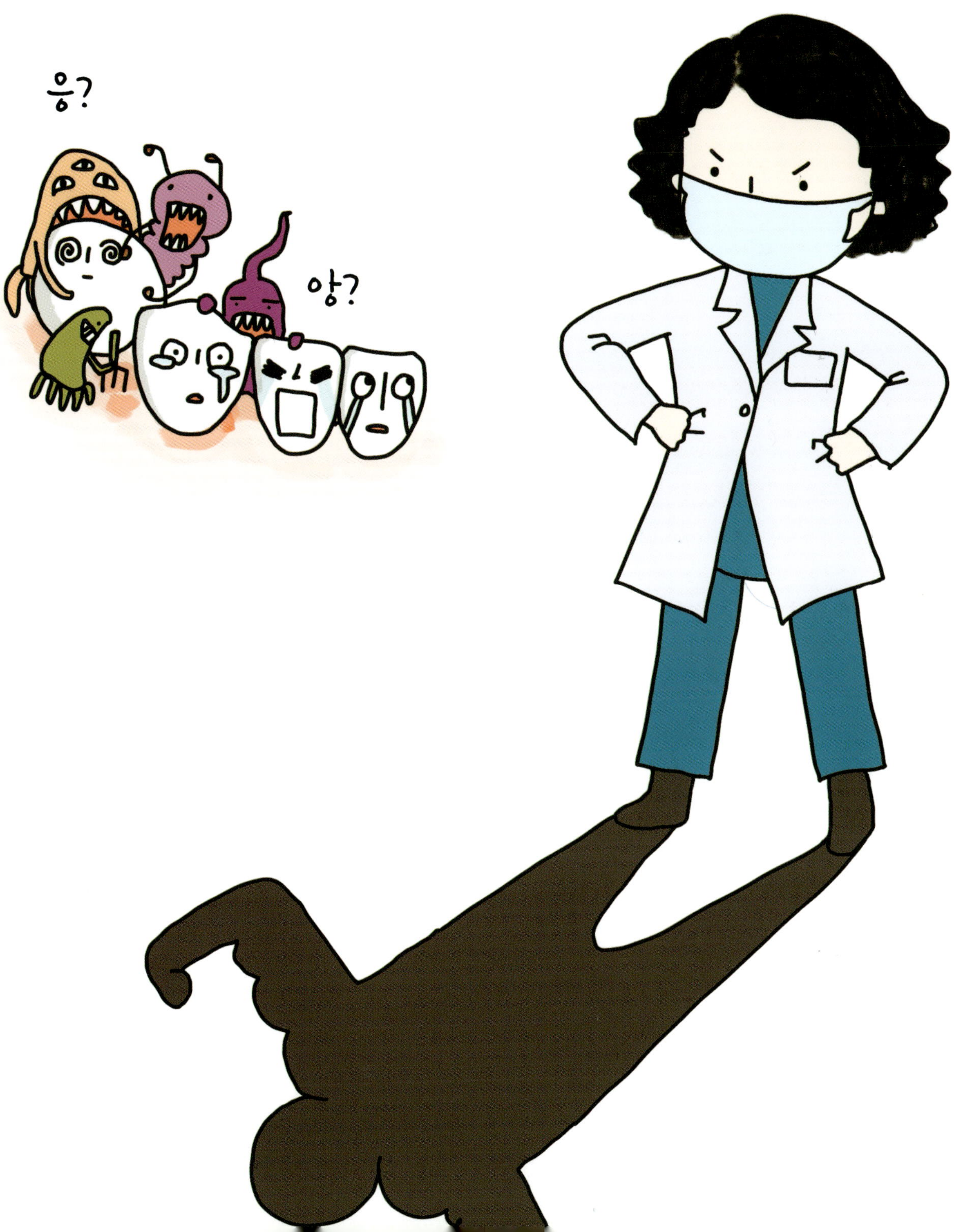

"비장의 무기?"

"맞아. 모기를 잡는 약처럼, 선생님도 충치 벌레를 잡을 수 있는 약이 있어. 보여 줄까?"

"네!"

온이는 눈을 반짝이며 말했어요.

충치 벌레를 잡는 약이라니, 왠지 재밌을 것 같았어요. 엄마가 모기를 잡으려고 치-익 약을 뿌릴 때도 냄새는 싫었지만 재밌어 보였거든요.

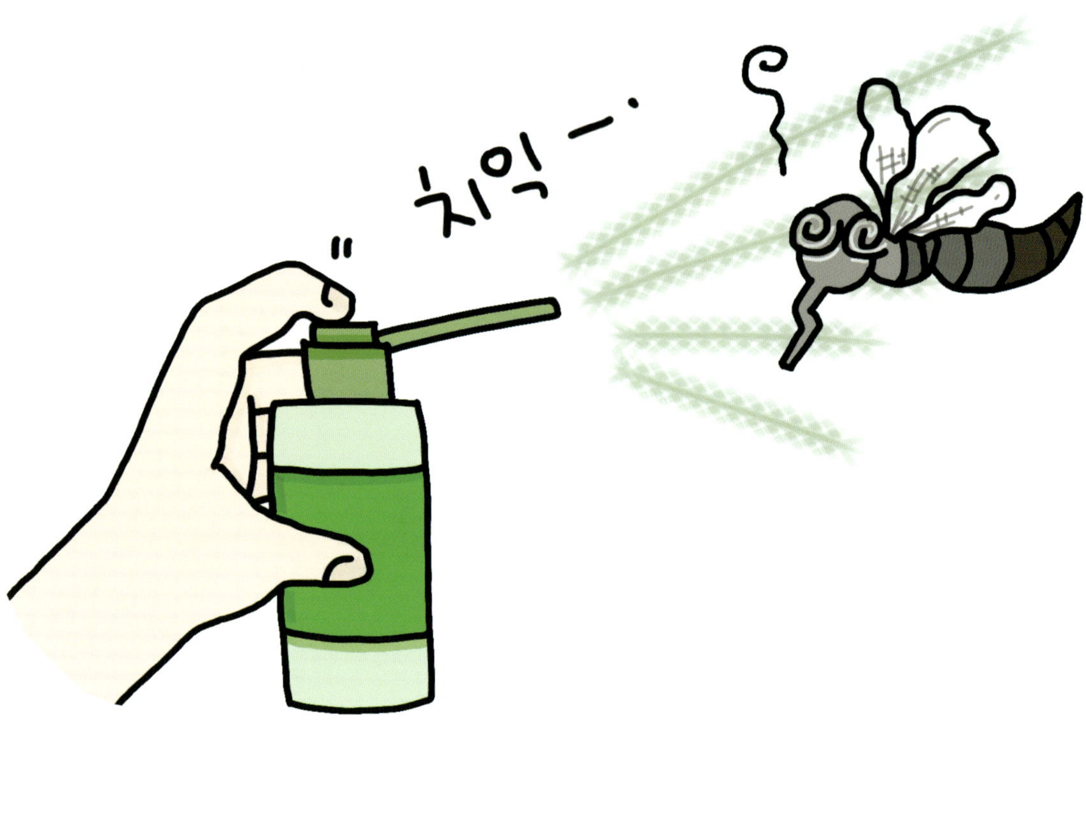

선생님이 서랍에서 조심스레 무언가를 꺼냈어요.
"선생님은 벌레 잡는 약을 두 가지나 가지고 있어.
연고로 바르는 약, 그리고 뿌리는 약. 이 약으로
아프지 않게 벌레를 잡을 수 있지."

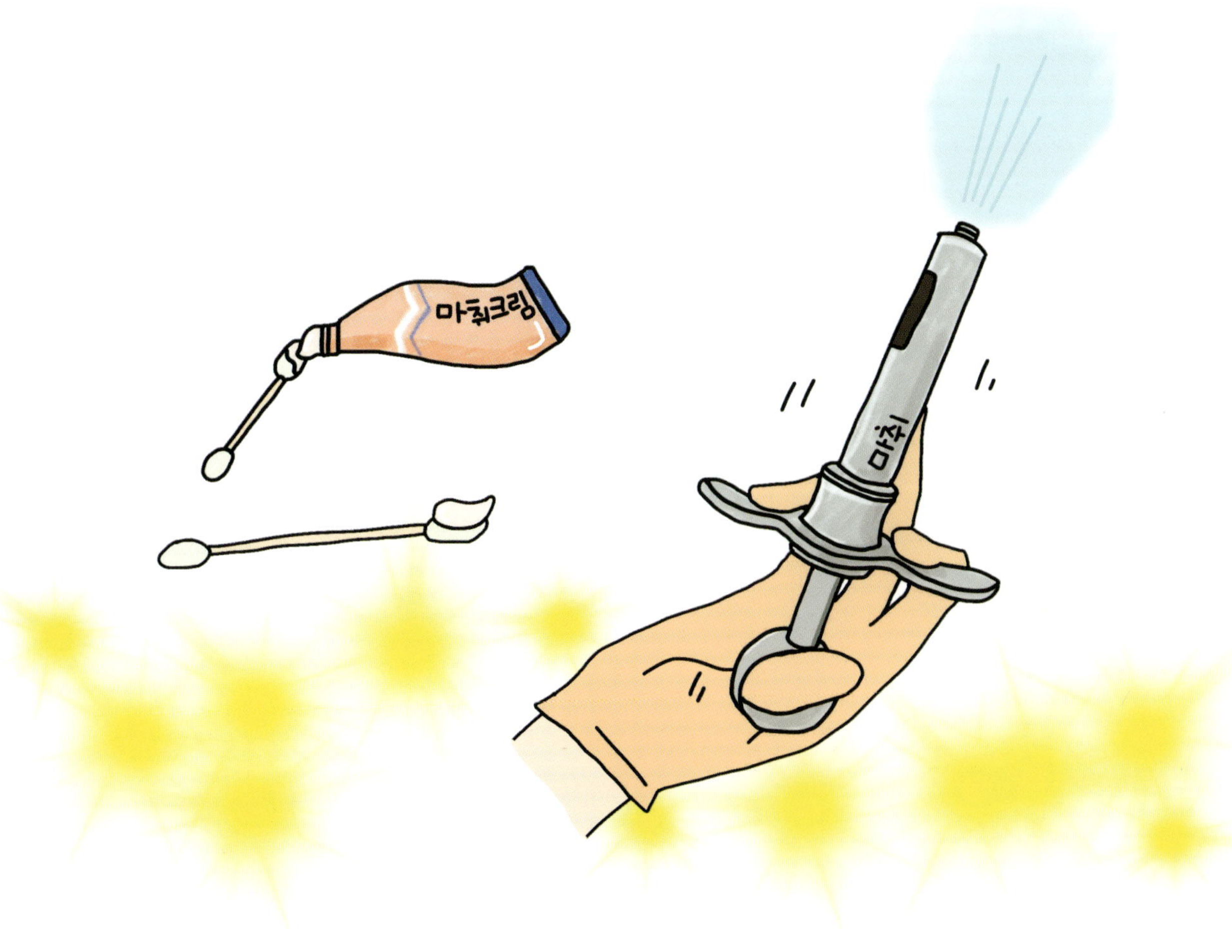

선생님이 꺼낸 것을 보고 온이는 조금 실망했어요.
처음 본 것들이었지만 예쁘거나 특별해 보이지는
않았거든요.

그런 온이 생각을 눈치챘는지,
선생님이 한층 진지한 표정으로 말했어요.

"하지만 이 약들로는 숨어 있는 벌레를 다 잡진 못해."
"그럼 어떻게 해요?"
선생님을 따라 온이도 사뭇 심각한 표정을 지었어요.

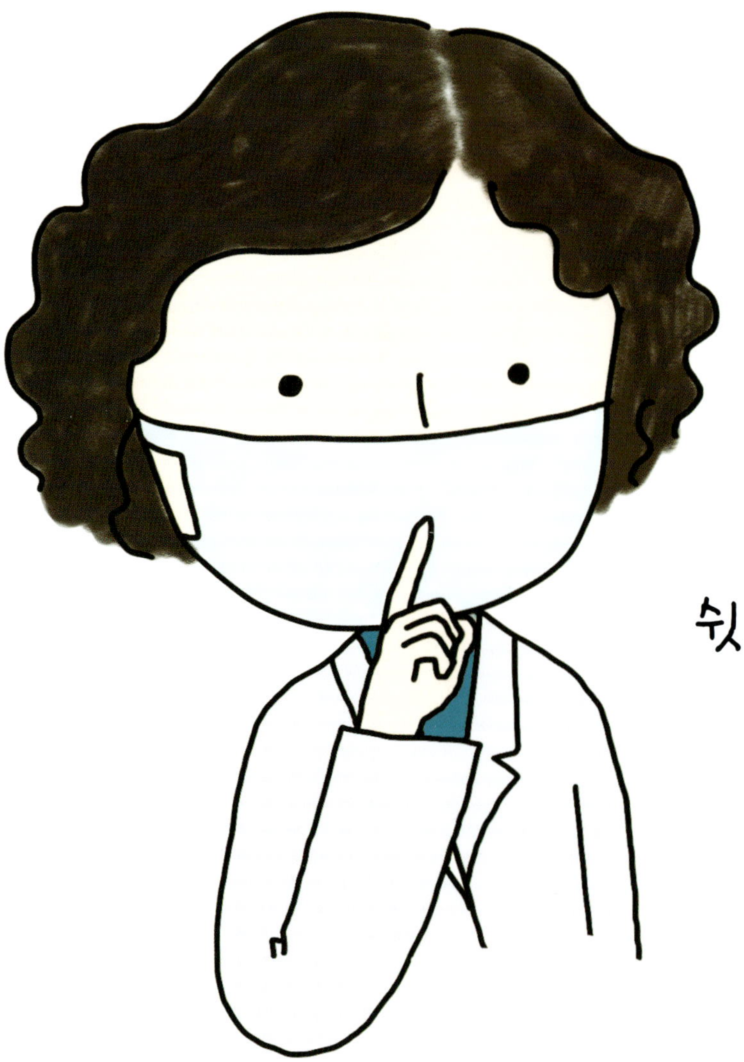

선생님은 집게손가락을 입에 가져다 대며 소곤소곤 말했어요.

“그럴 땐 비밀의 무기를 꺼내야 해.”

“비밀의 무기요?”

온이도 작은 목소리로 물었어요.

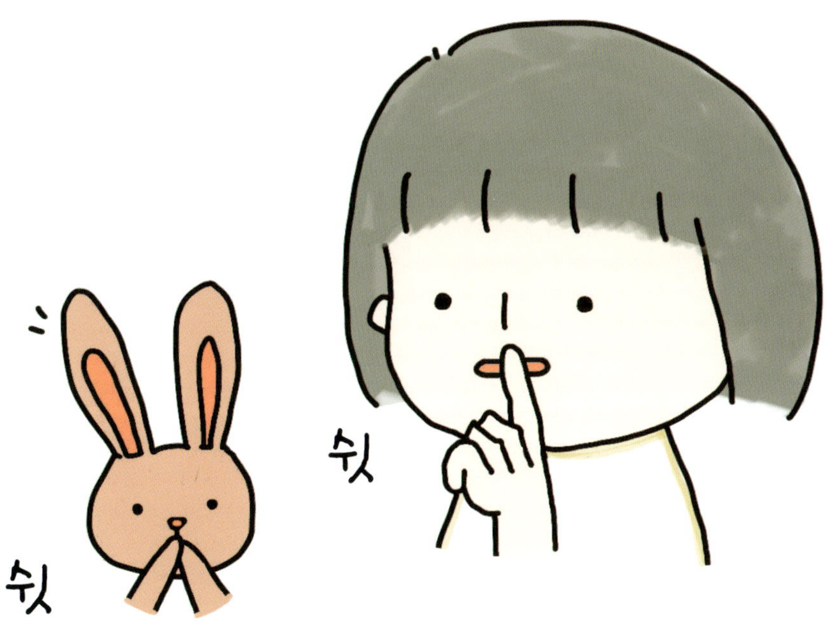

“마법의 향기란다.”

선생님이 옆에 있는 호스가 달린 기계 같은 것을 가리켰어요.

옆에 있는 줄도 몰랐는데, 저게 마법의 기계였다니.

“이건 우주인 마스크야.”

선생님이 긴 마스크를 들며 온이를 바라봤어요.

마치 ‘해 볼까?’하고 묻는 것 같았죠.

온이는 침을 꿀꺽 삼키며 고개를 끄덕였어요.

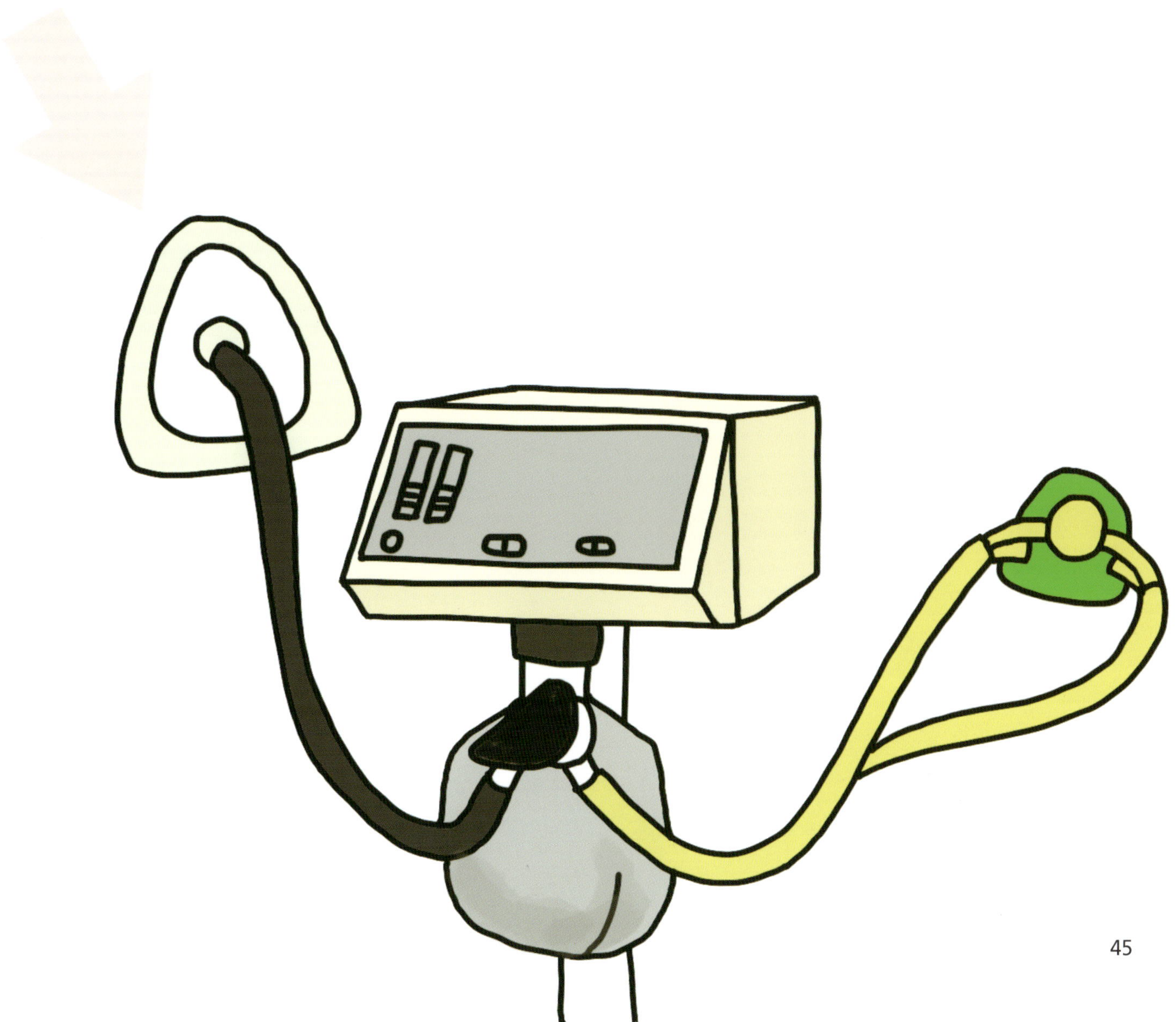

선생님이 마스크로 온이 입을 살며시 덮었어요.

“우주인 마스크에서는 우주 냄새가 나.
우주 냄새를 맡으면 우주인처럼 용기가 솟아나지.”
온이는 숨을 크게 들이쉬며 냄새를 맡았어요.
왠지 우주로 붕붕 떠오르는 기분이었어요.

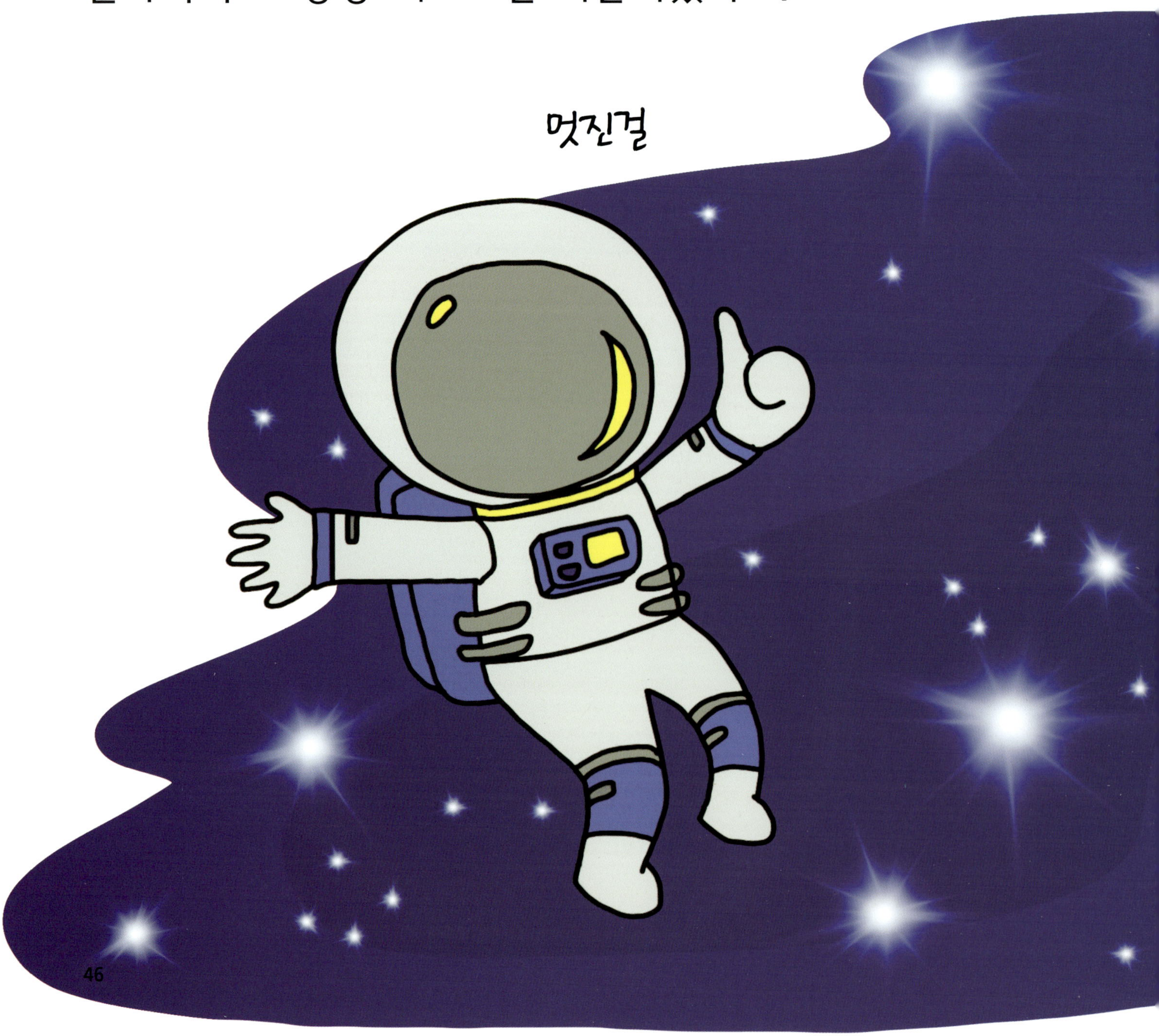

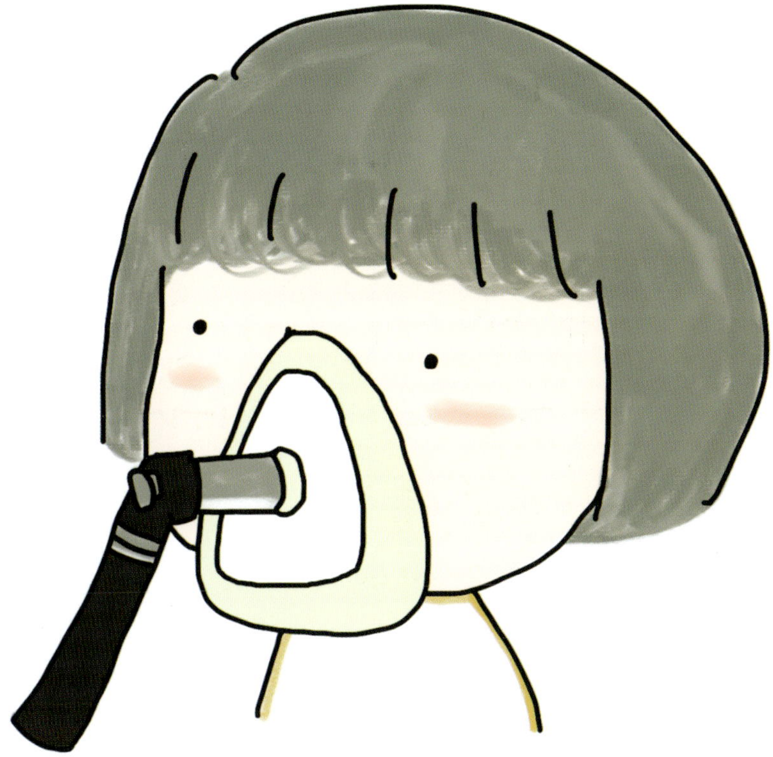

“하지만 우주 냄새로 벌레를 잡을 수는 없어.”

온이가 열심히 우주 냄새를 맡고 있자,
선생님이 다른 쪽에 있는 작은 마스크를 보여 주었어요.

“이건 돼지코 마스크야. 코끼리 코 마스크라고도 하지.”

선생님은 우주인 마스크를 가져가며 말했어요.
온이는 내심 아쉬웠지만 돼지코 마스크가 궁금해서
가만히 기다렸어요.

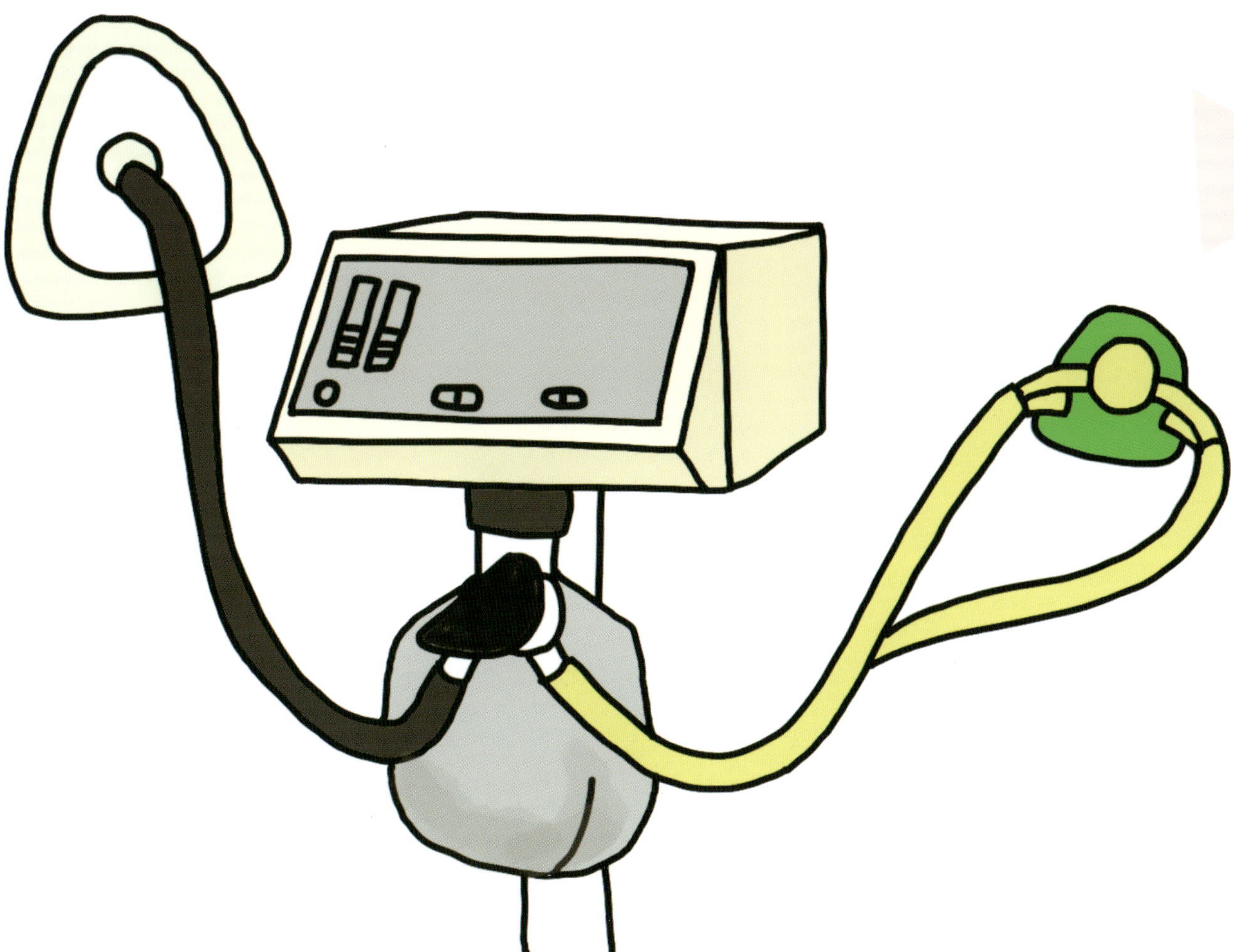

선생님이 돼지코 마스크를 온이 코에 씌워 주었어요.
정말 돼지처럼 코가 커진 기분이 들었지요.

“우주인처럼 용감해지면, 이 돼지코 마스크로 마법의 냄새를 맡을 수 있게 돼.”

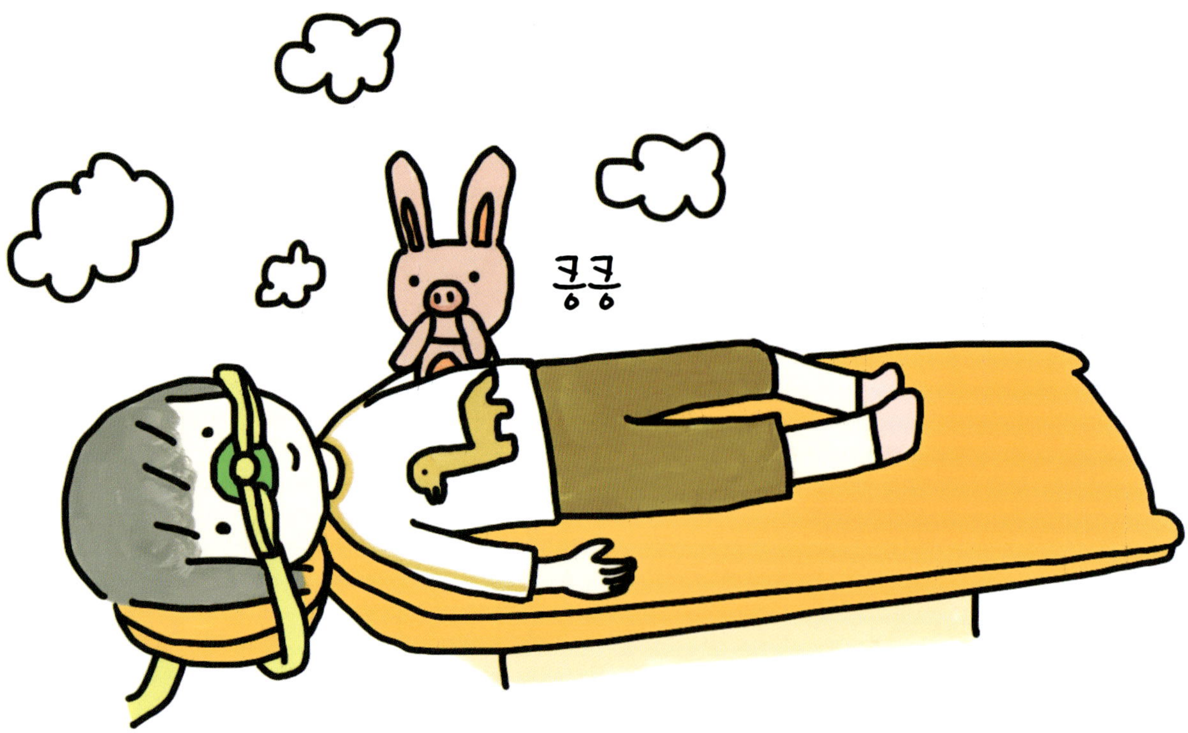

“어때? 솜사탕 냄새가 나니?”
온이는 솜사탕 냄새를 떠올리면서 코로 깊게 냄새를 맡았어요.

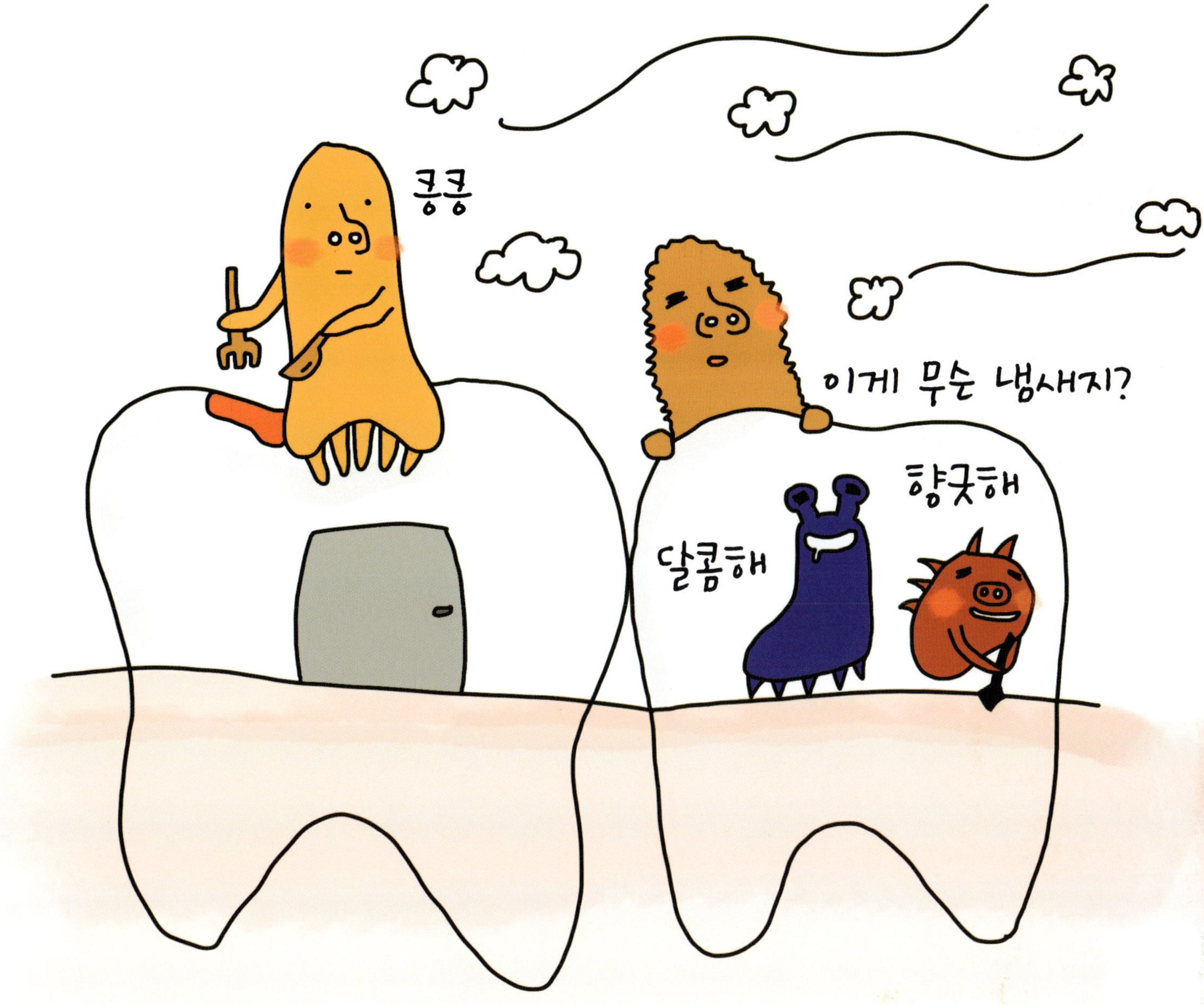

조금씩 달콤한 냄새가 느껴지는 것 같았어요.
"네! 달콤한 냄새가 나요!"

"좋았어. 이제 온이 입속 충치 벌레들도 냄새를 맡게 될 거야."
"벌레들이요?"

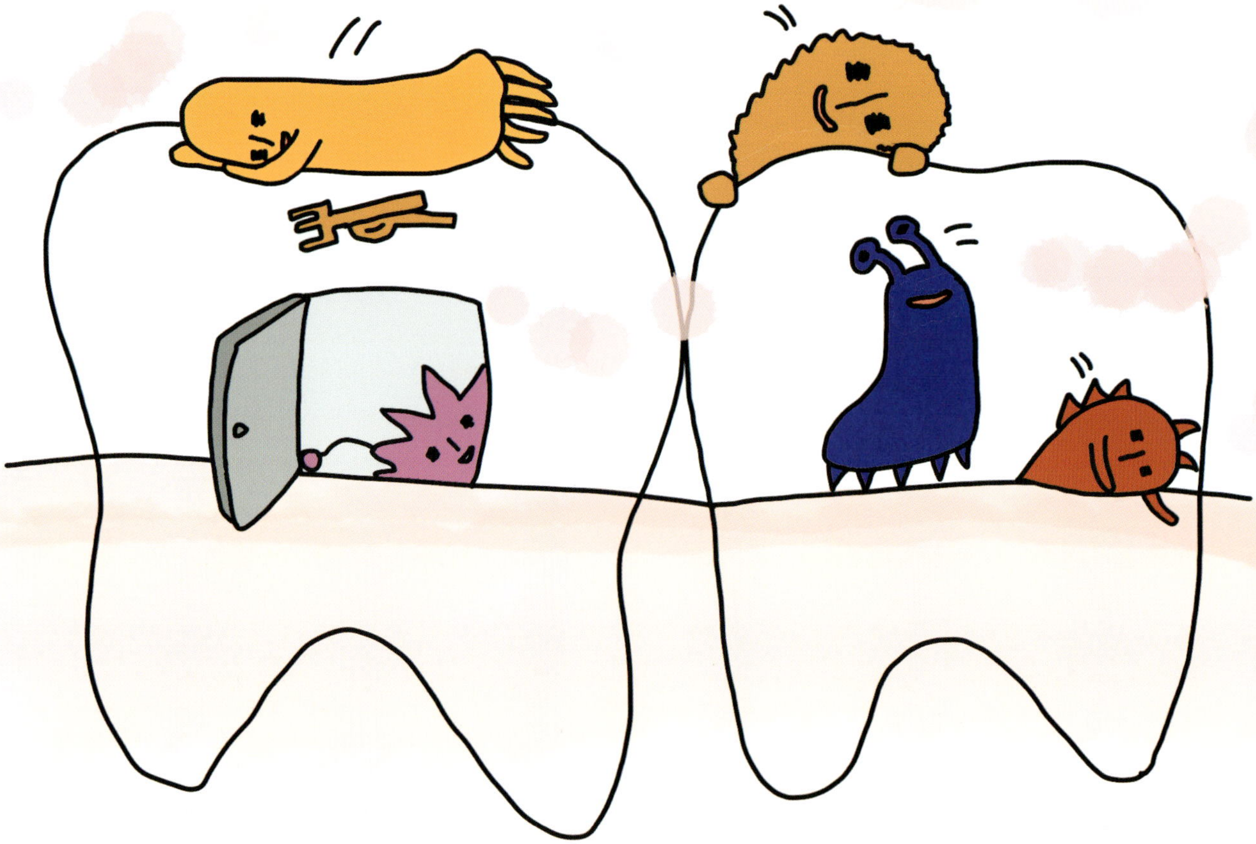

“응. 문을 닫고 숨어 있던 벌레들도 달콤한 향기를 맡고 모두 잠에 솔솔 빠져들게 될 거야.”

“와, 정말 마법의 향기네요!”

“그럼. 하지만 입으로 숨을 마시지 않도록 조심해야 해.”

“왜요?”

“입으로 숨을 마시면 코가 냄새를 맡기 어렵거든.”

온이는 입으로 숨을 쉬어 보았어요. 그랬더니 정말 코에서 나던 냄새가 사라지는 게 아니겠어요?

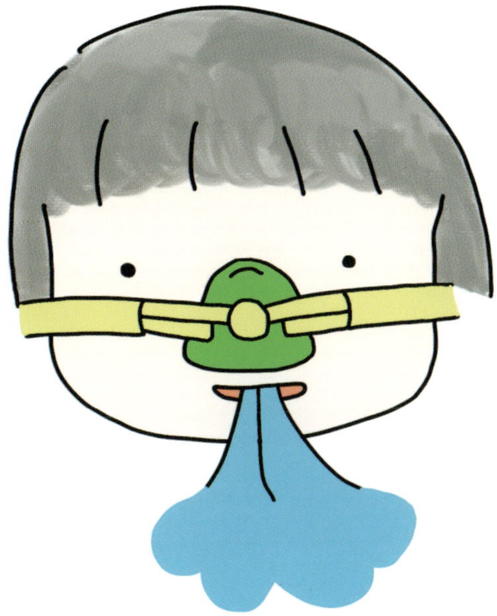

"갑자기 잠에서 깨어난 벌레들은 뭔가 이상한 걸 알아차릴지도 몰라. 문을 더 꼭꼭 닫고 숨어 버릴지도 모르지."

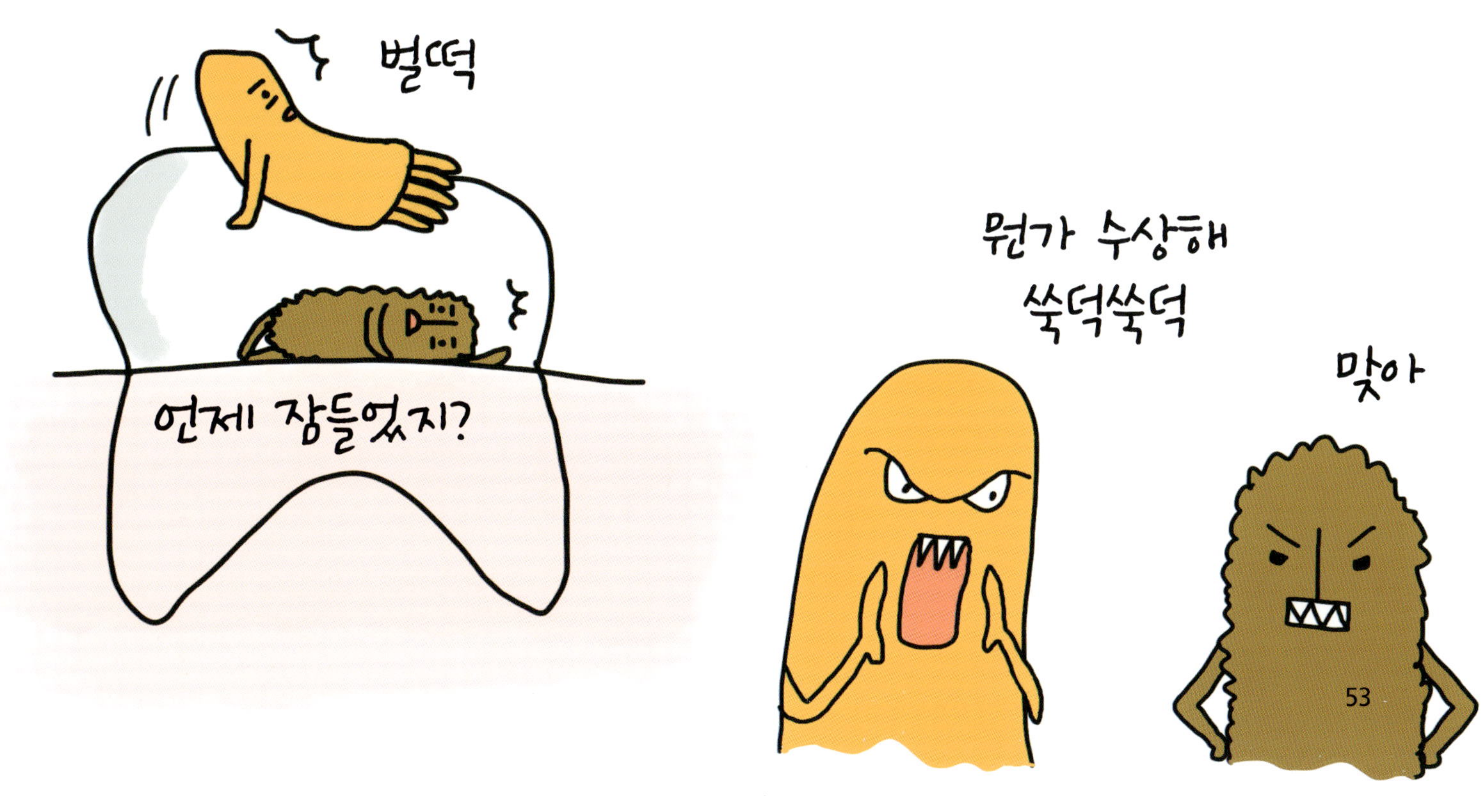

"그럼 어떻게 해요?"
온이는 입으로 숨을 내쉬어 본 걸 후회했어요.

"괜찮아. 그렇게 금방 깨어나진 못할 거야.
모두 나와서 잠들었을 때 얼른 물로 씻어 내면 돼."
"물로 씻어요?"
"응. 목욕하는 거야."

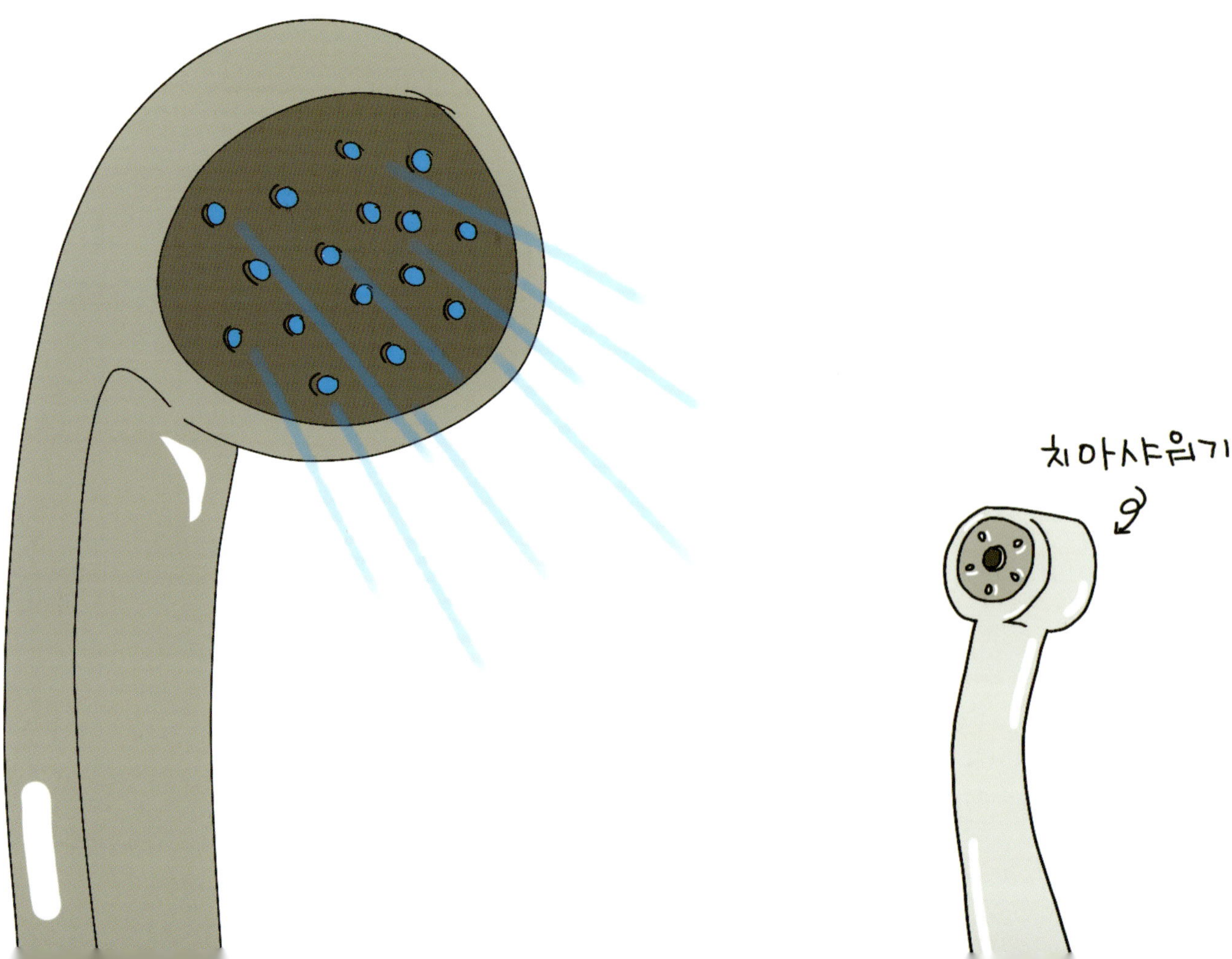

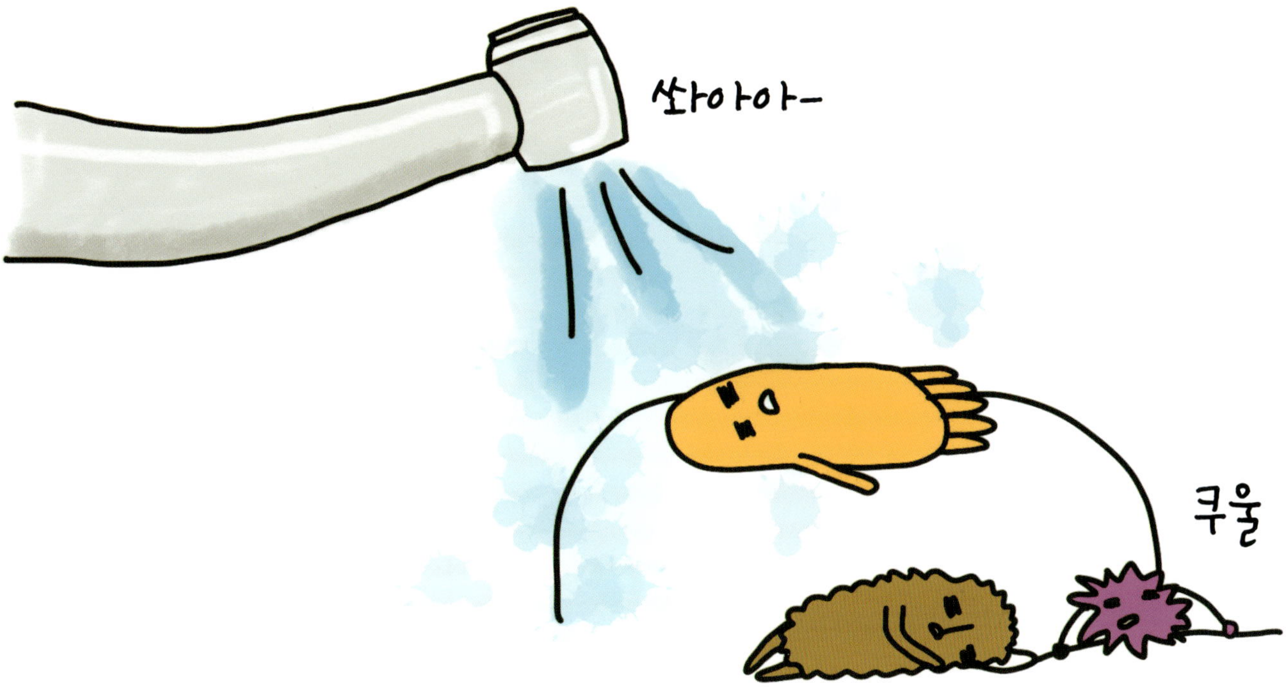

"선생님에겐 요 귀여운 치아 샤워기가 있거든."

선생님은 온이에게 반짝거리는 은색 막대를 보여 주었어요. 치아 샤워기라니. 집에 있는 샤워기에 비해 너무 작고 귀여웠지요. 선생님은 정말 신기한 걸 많이 가지고 있어요.

"그럼 얼른 씻어 주세요."
온이는 입을 아-하고 크게 벌렸어요.

"좋아! 앗!"
선생님이 온이 입안을 들여다보다가 아차-하는 표정을 지었어요.
"왜요?"
"치아 옆에 목구멍이 있는 걸 깜빡했어.
씻어 낸 벌레들이 목구멍으로 들어가 버리면 안 돼."

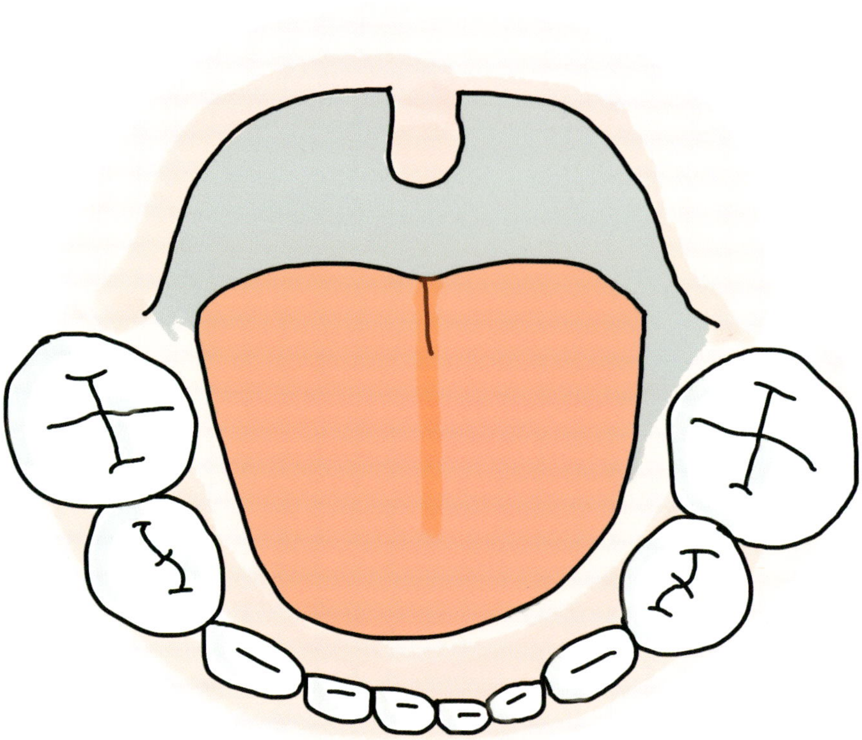

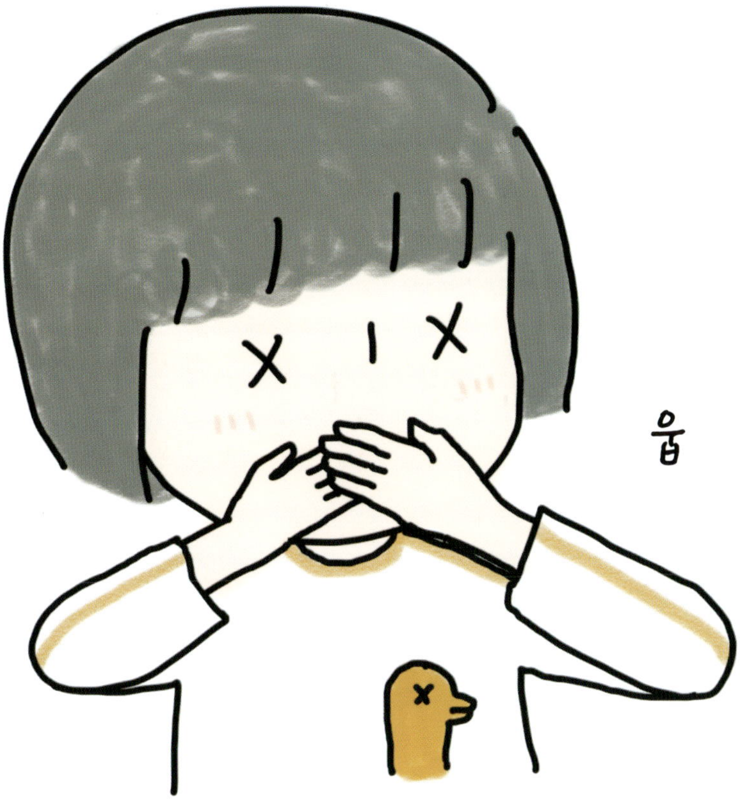

목구멍으로 들어가다니.

온이는 생각만으로도 목이 아픈 기분이었어요.
잠들었던 벌레가 언젠가는 깨어나겠죠?
“절대 안 돼요.”
“걱정하지 마. 선생님에겐 치아 우산이 있지!”

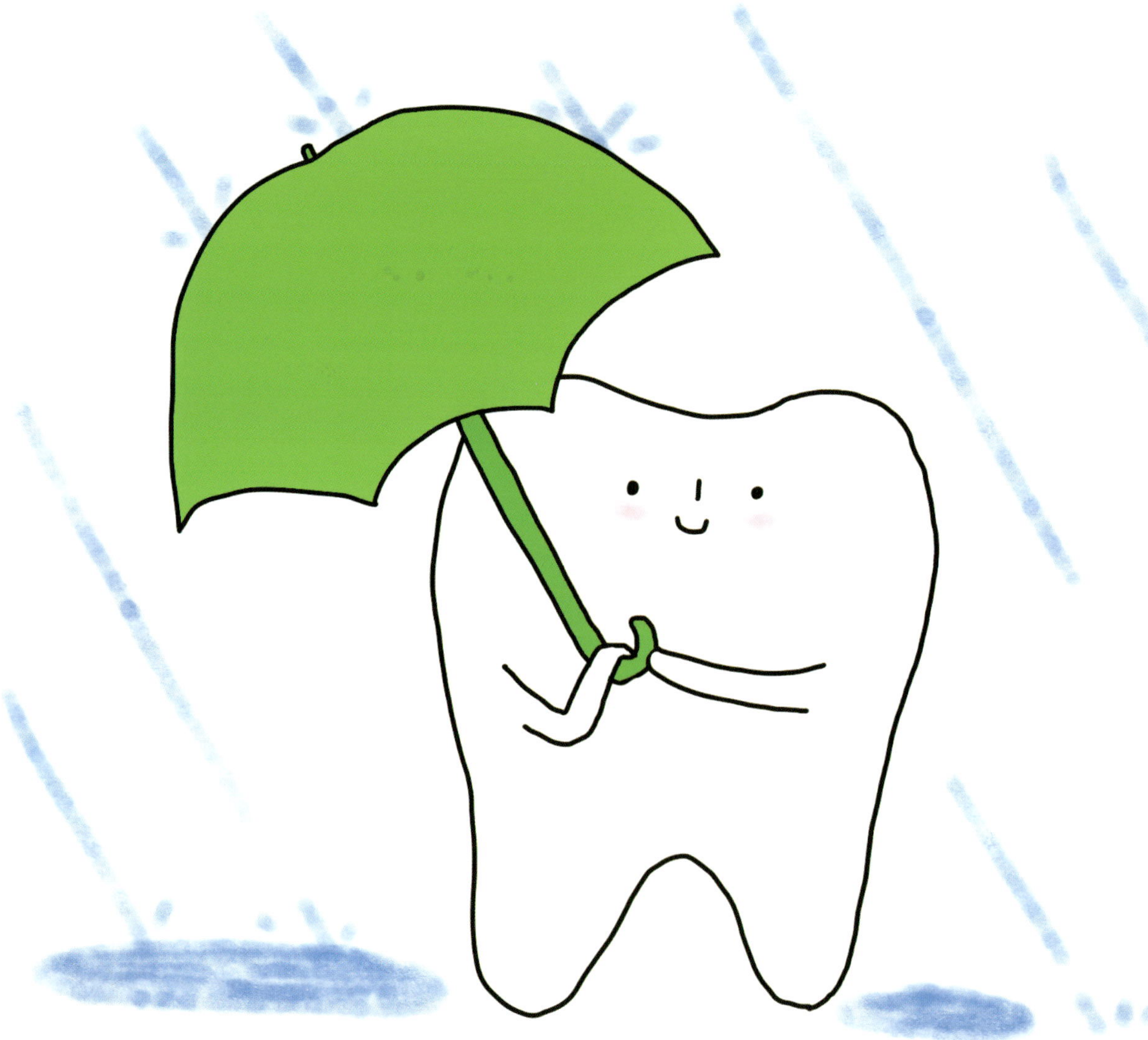

"치아 우산이요?"

"응. 이름은 치아 우산이지만, 사실 치아가 아닌 나머지를 모두 가려 주는 우산이지."

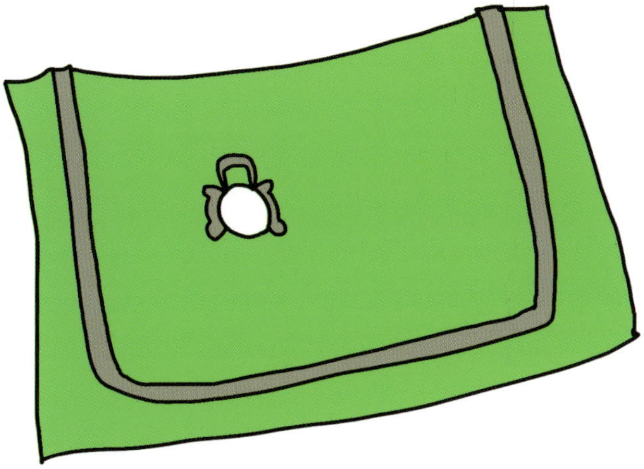

“이렇게 치아에 씌워주면 짠!”

선생님이 우산을 씌우자 치아가 꽉 붙잡힌 기분이 들었어요.

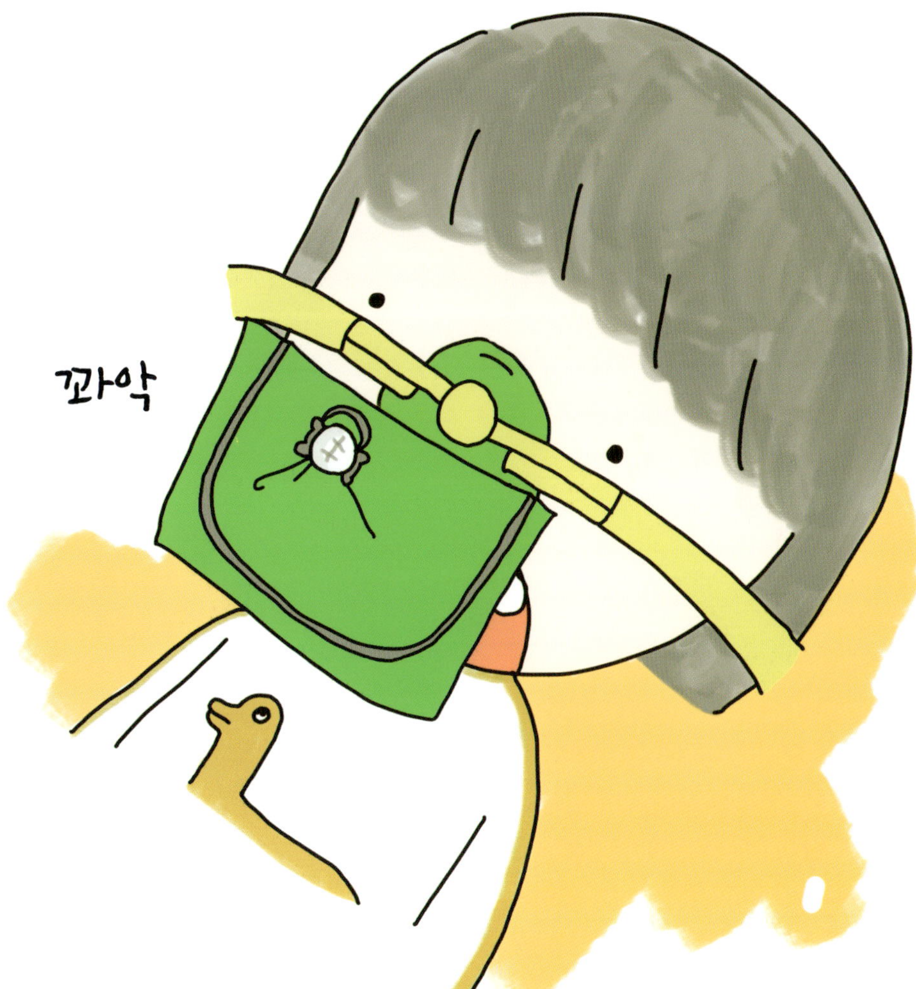

“우산이 좀 작은 것 같아요.”

“딱 맞아서 그래. 조금이라도 틈이 있으면 안 되거든.”

"이제 얼른 샤워기를 틀어야겠다.
온이는 계속 향기를 맡아 줘야 해. 알겠지?"
선생님이 비장한 표정을 지으며 온이에게 말했어요.
입을 벌리고 있느라 말하기가 어려웠던 온이는 대답 대신
고개를 열심히 끄덕였어요.

"샤워기에 칫솔을 장착할게."
철컥.
"이제 물을 틀고 이를 닦을 거야. 물소리가 시끄럽거나
칫솔질이 간지러워도 조금만 기다려 줄 수 있지?"
온이는 또다시 고개를 열심히 끄덕였어요.

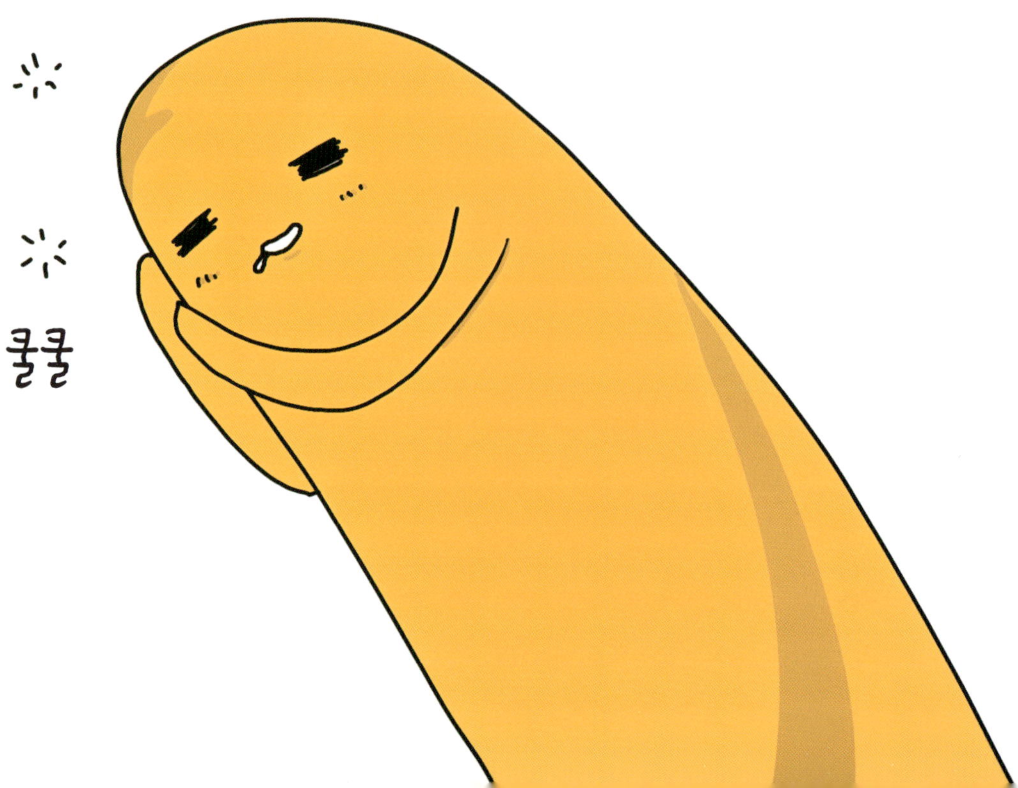

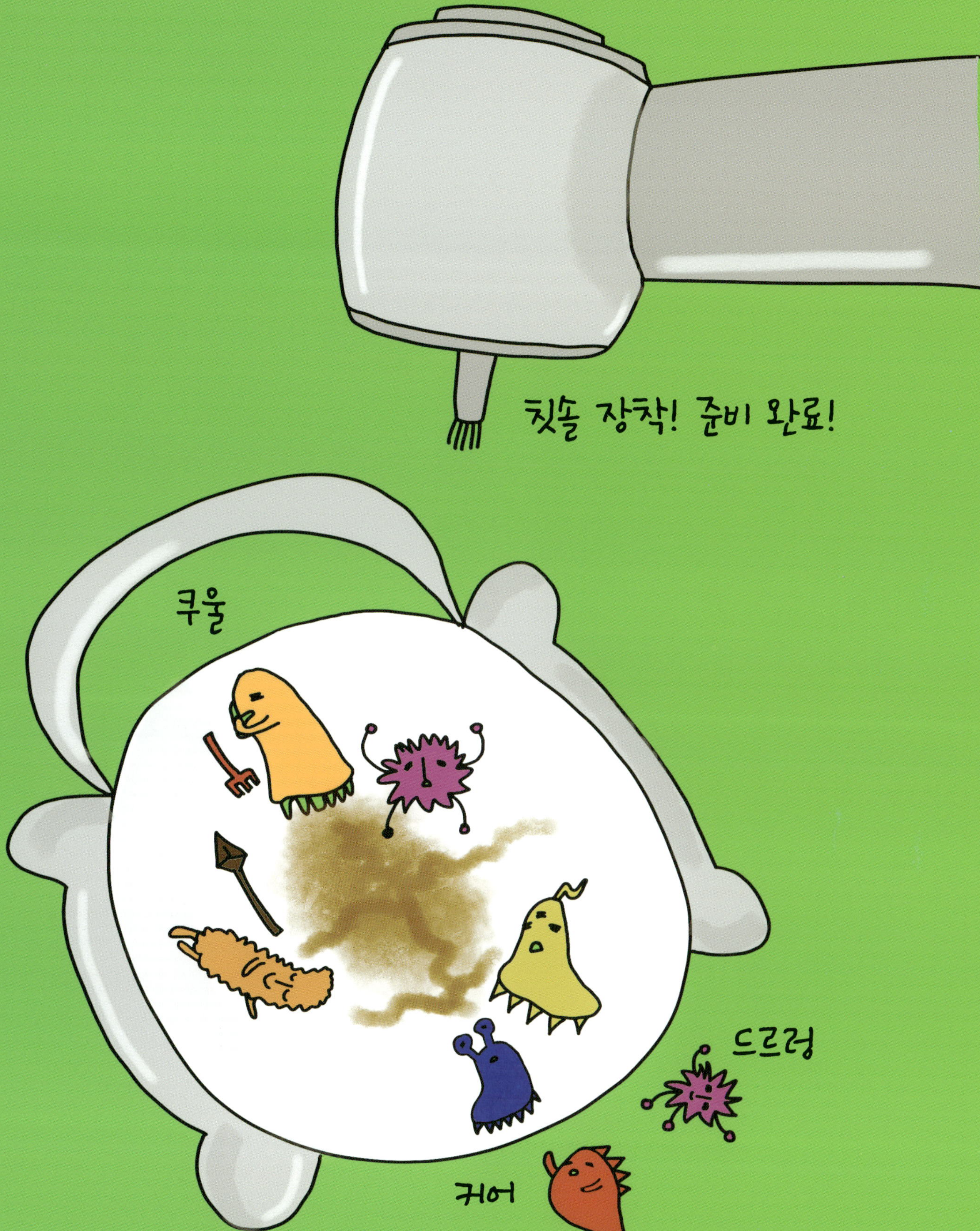
칫솔 장착! 준비 완료!
쿠울
드르렁
커어

"냄새는 계속 맡아 줘야 한다!"
온이는 고개를 끄덕이며 코로 냄새를 깊게 들이마셨어요.
"준비, 물 발사!"

쏴아아아-
정말 시끄러운 소리가 들렸어요. 작은 샤워기에서 이렇게 물이 콸콸 나오다니!

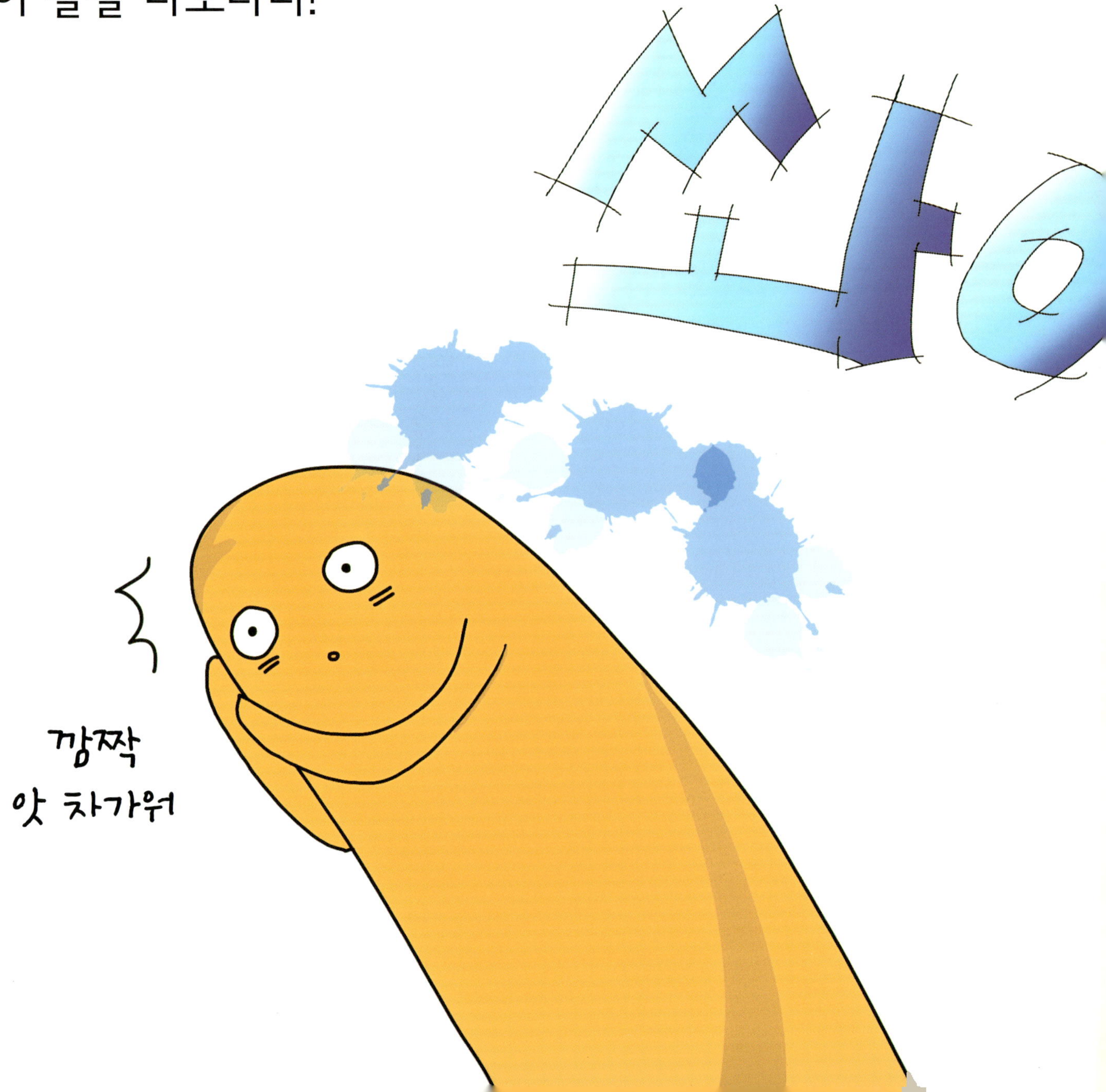

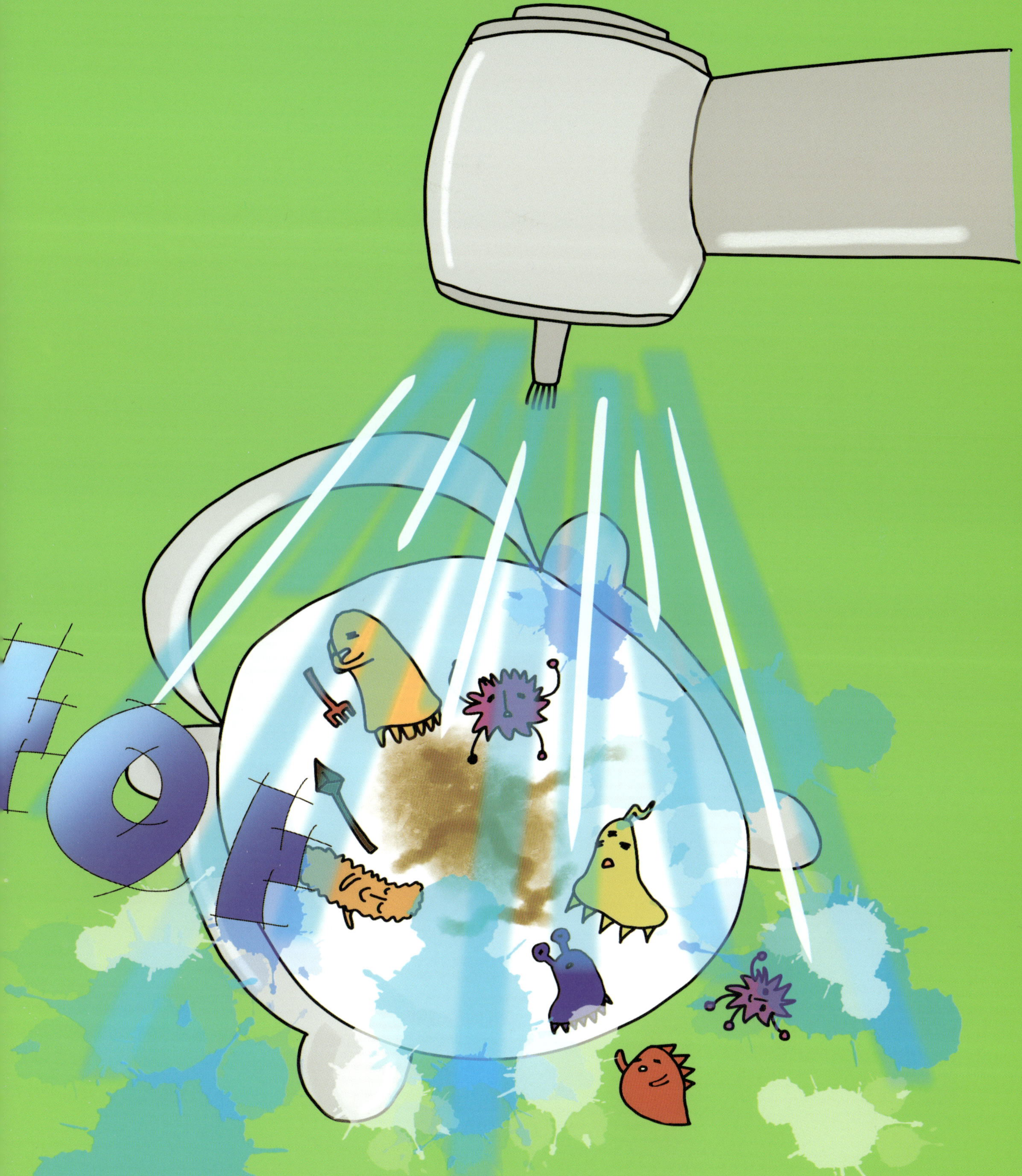

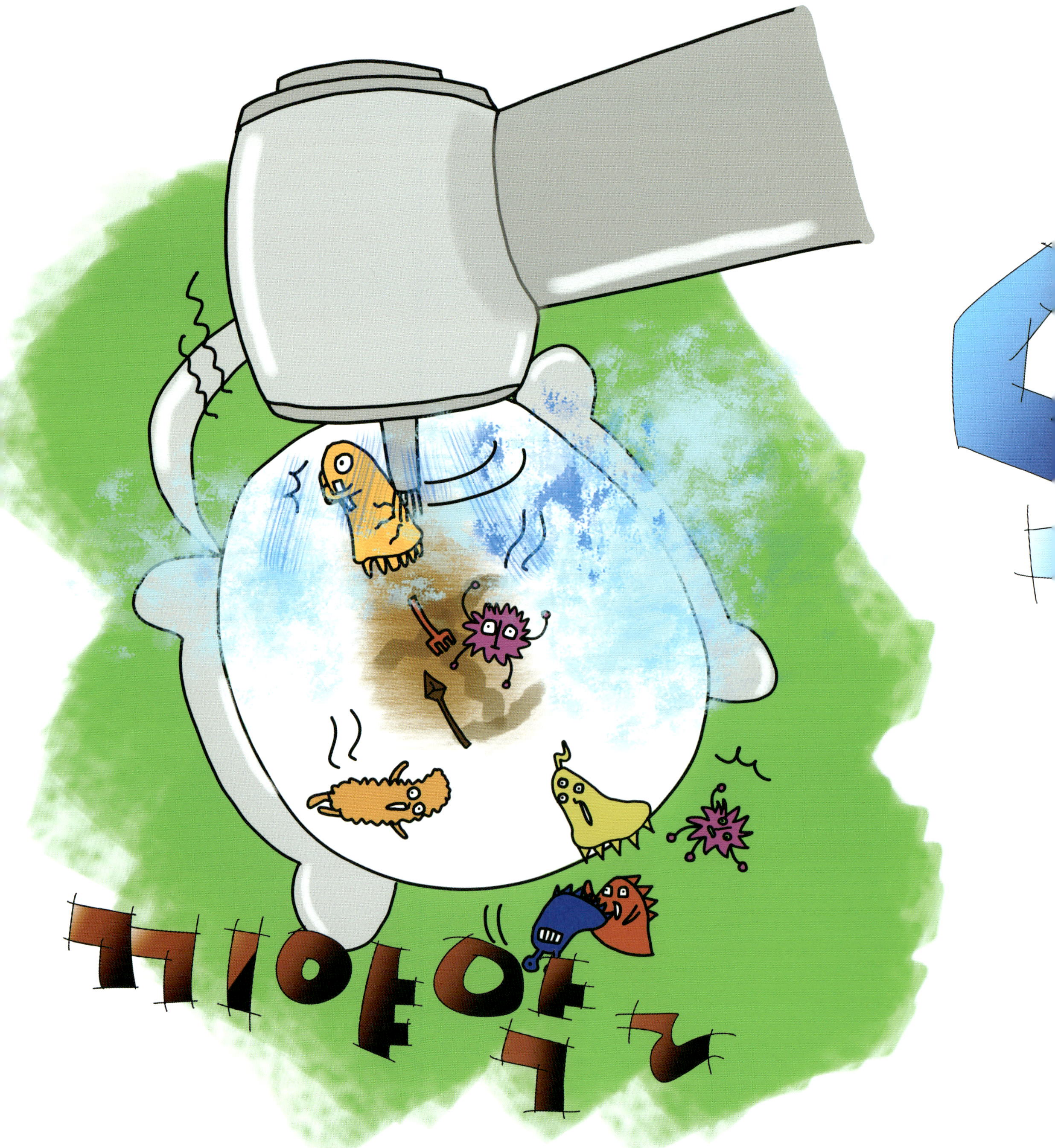

"치카치카 시작!"
칫솔 소리가 시끄럽게 들리고 온이는 치아가 드르르
울리는 기분이 들었어요.
벌레들이 얼마나 놀라고 있을까요?

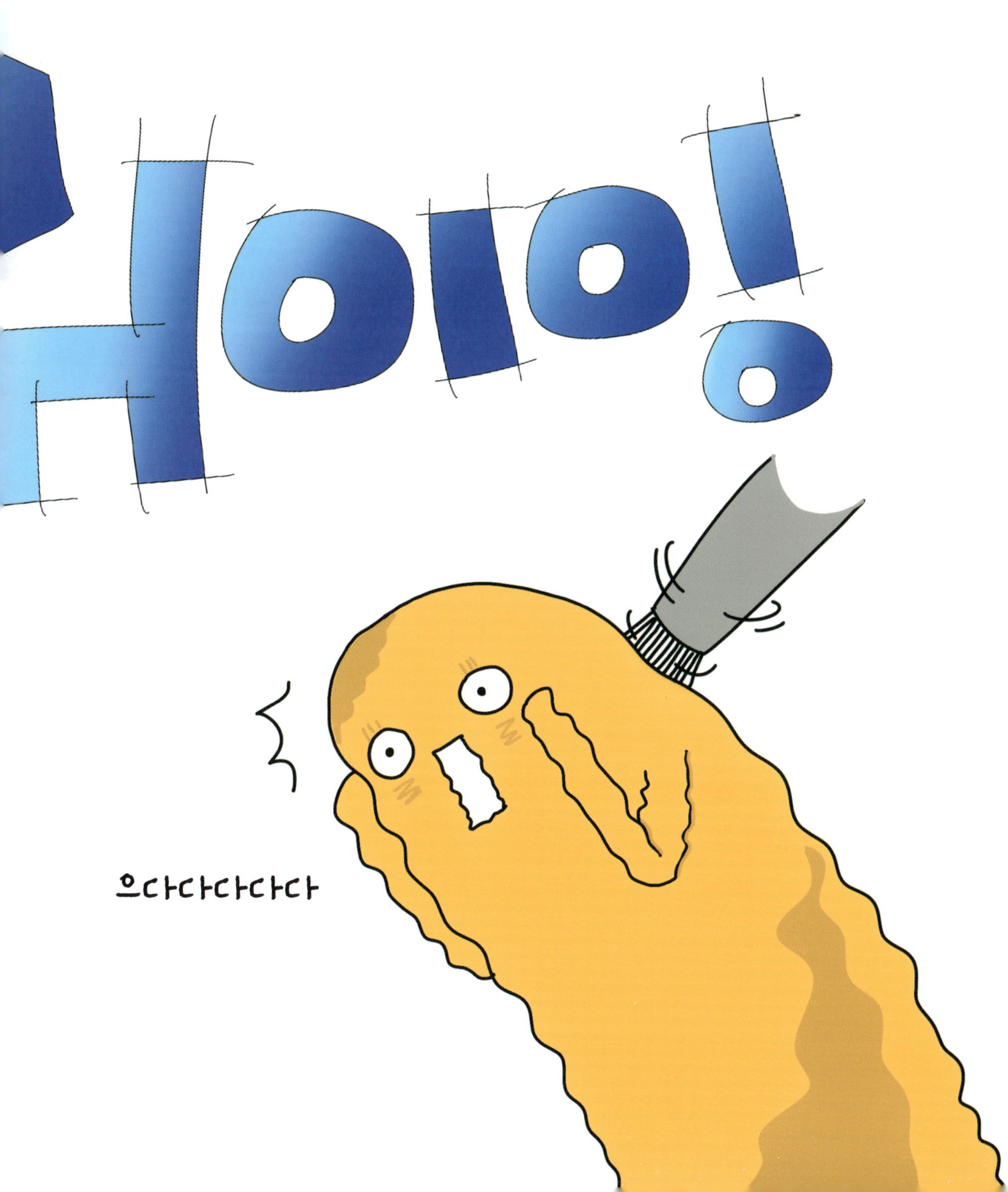

“이때다! 빨대 청소기로 빨아들이기!”

‘아하, 씻어 낸 벌레들을 청소기로 가져가는 거였어.’
궁금증 하나가 풀렸어요.

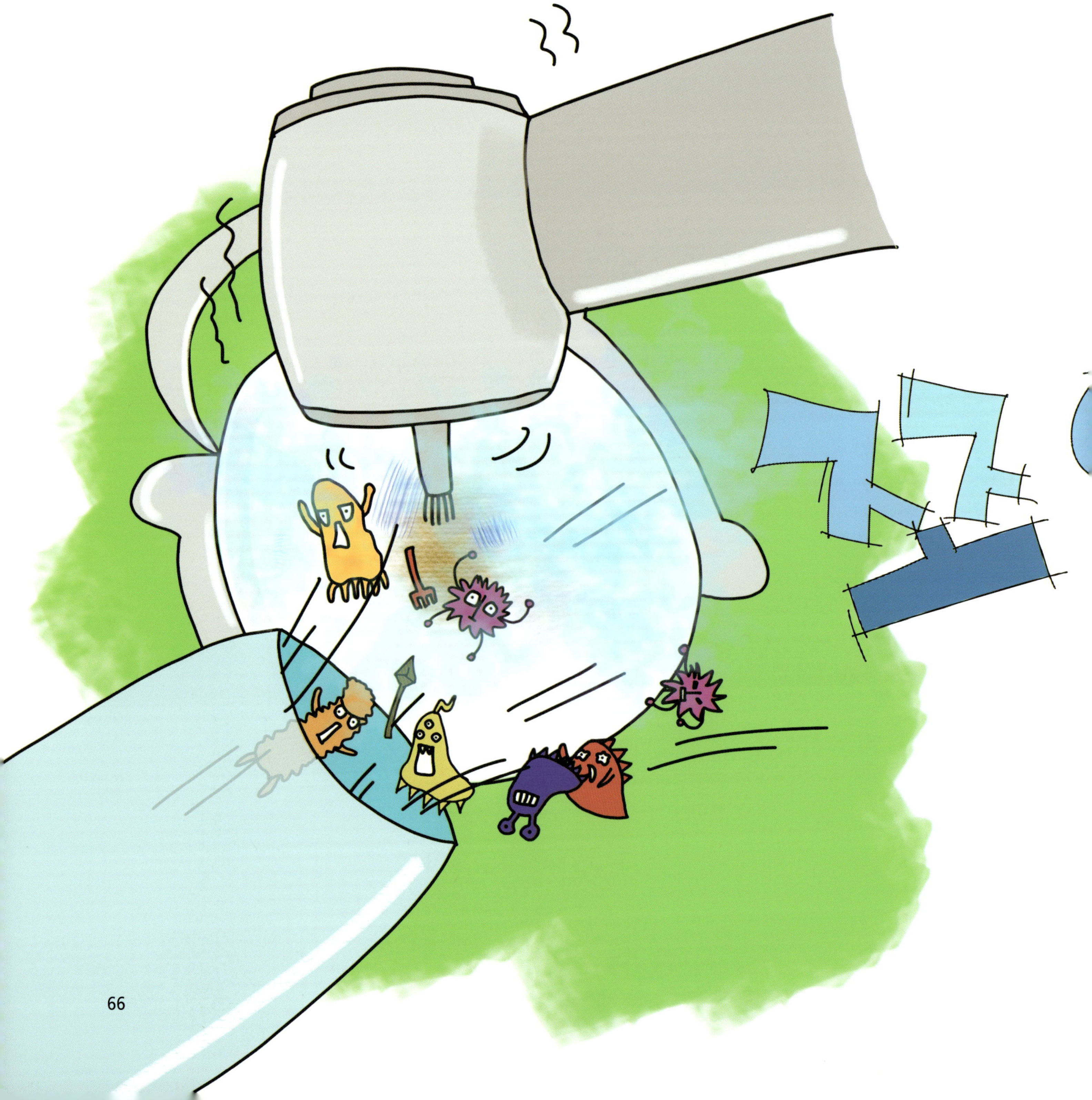

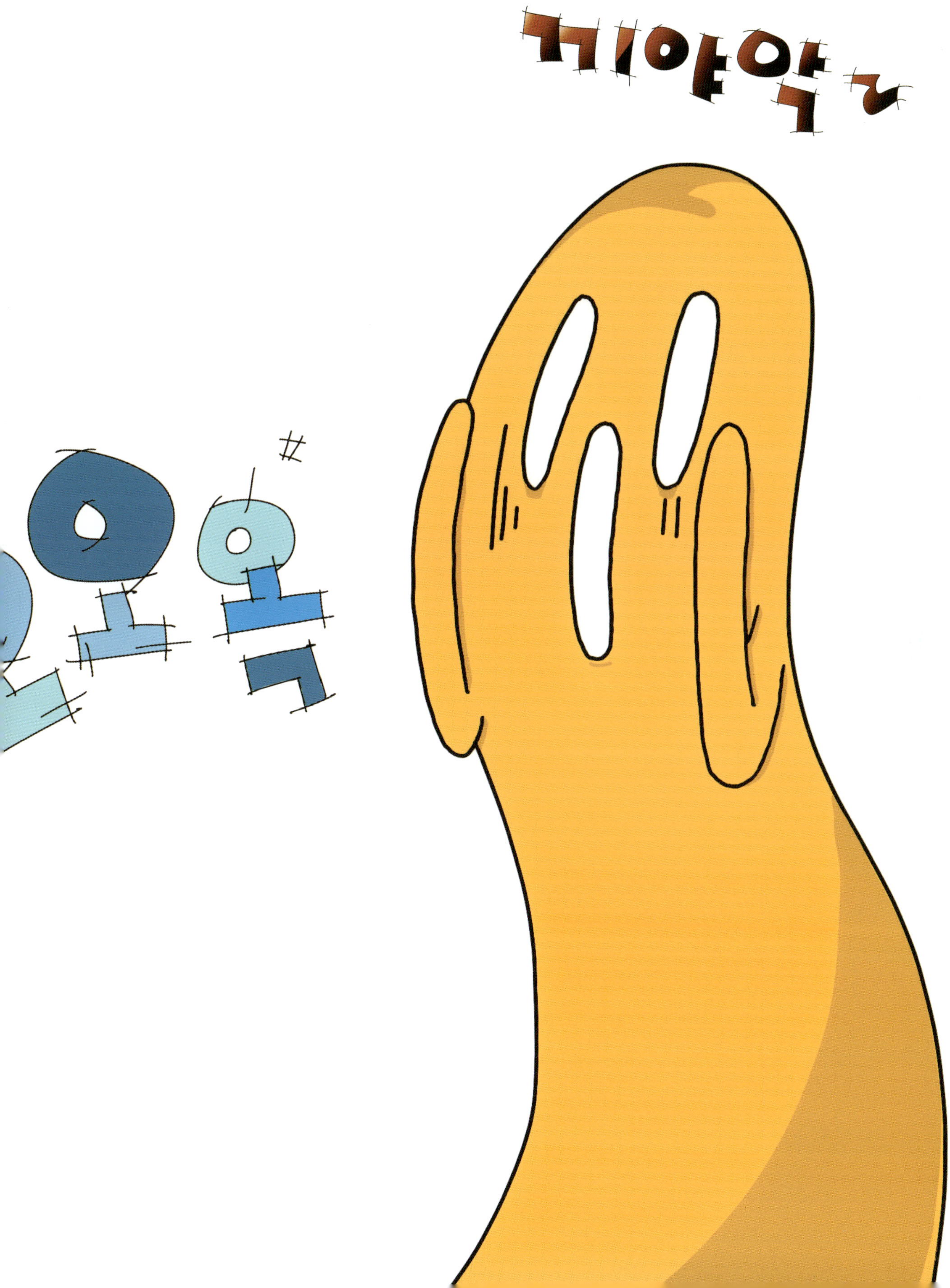
끼야악~

선생님은 정말 열심히 이를 닦았어요.
작은 치아 하나를 이렇게 열심히 목욕시키다니,
온이는 벌레가 한 마리도 남아 있지 못할 거란 생각이 들었지요.

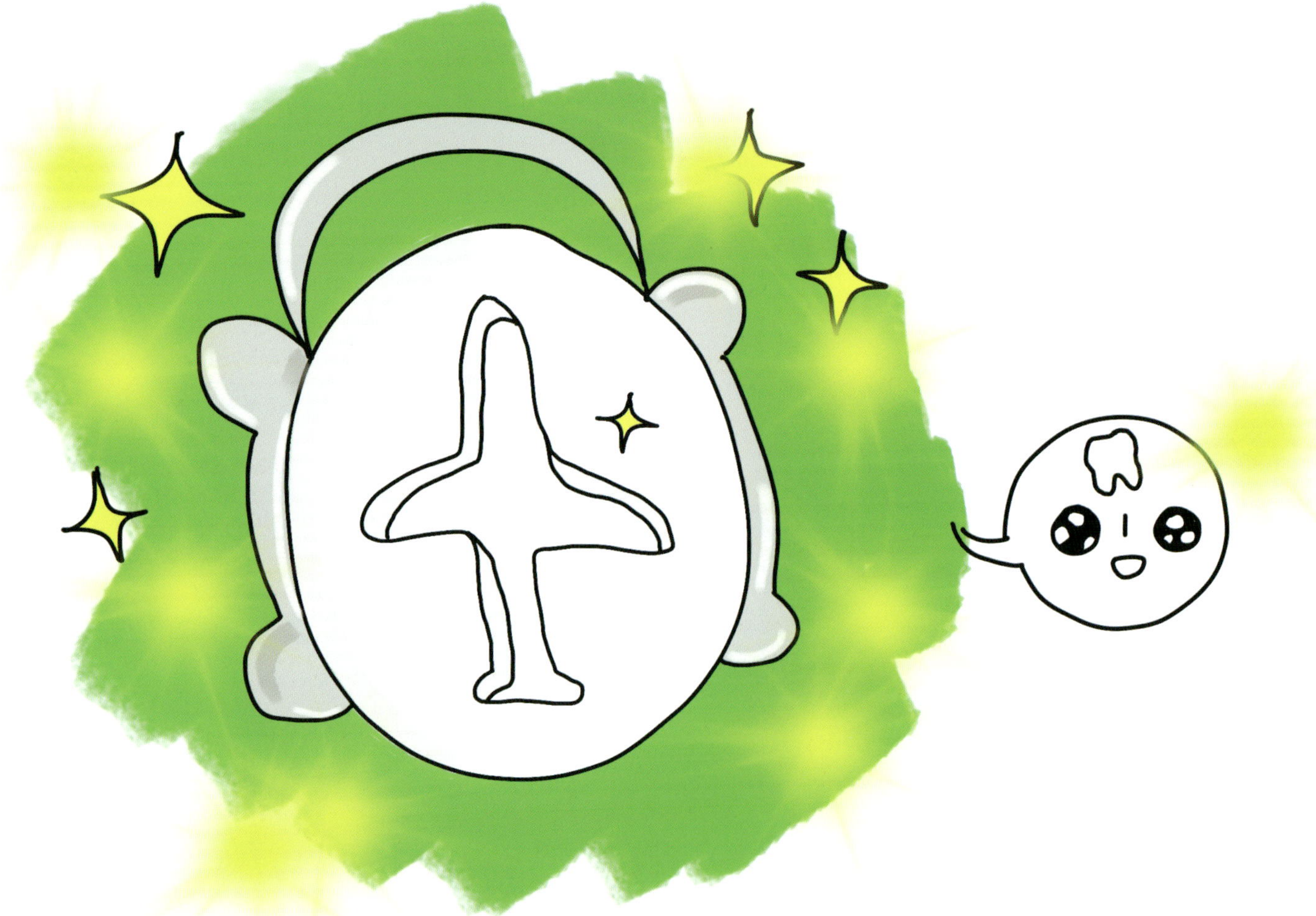

"이제 목욕 끝!"
선생님이 샤워기를 끄며 말했어요.
청소기 소리도 따라서 멈췄지요.

"벌써 끝났어요?"
온이는 조금 아쉽기까지 했어요.

"그럼. 온이가 향기를 잘 맡아 줘서 생각보다 금세 끝날 수 있었어."
온이는 뿌듯했어요. 가만히 누워서 냄새만 맡고 있었을 뿐인데, 대단한 일을 해낸 것 같았어요.

"벌레가 집을 만드느라 구멍을 팠어.
다시 집을 지으면 안 되니까 구멍을 메워 주자."
"치아에 구멍이 났어요?"
온이가 깜짝 놀라 물었어요.

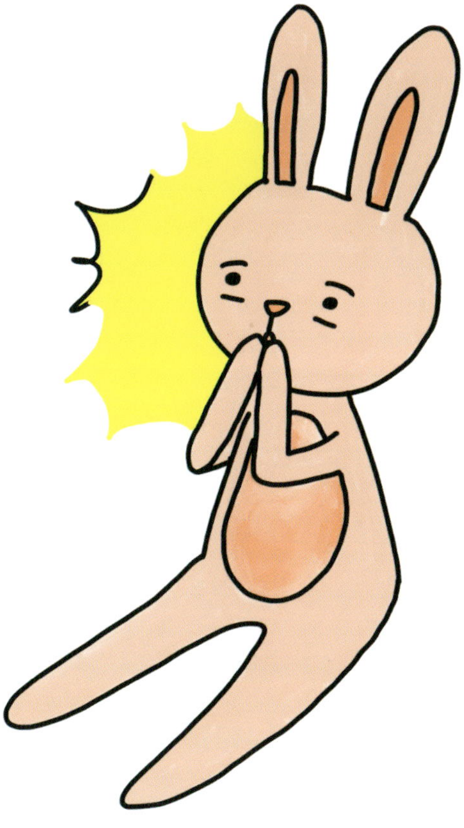

"걱정하지 마. 여기 이렇게 메꾸미 치아 물감이 있거든."
온이는 선생님 손에 든 물감을 보고는 더 화들짝 놀랐어요.
하마터면 벌떡 일어날 뻔했지요.

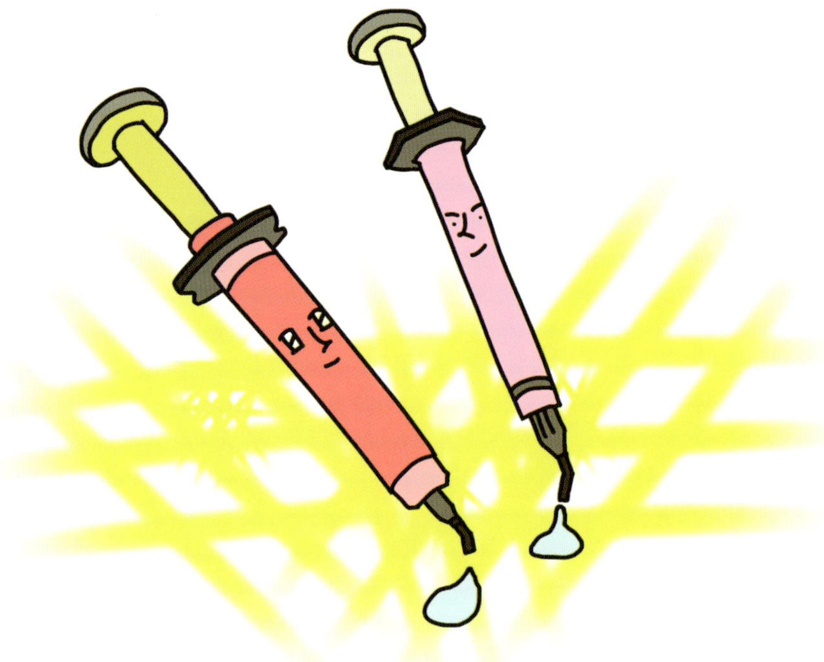

"주사기 아니에요?! 주사 맞기 싫어요!"

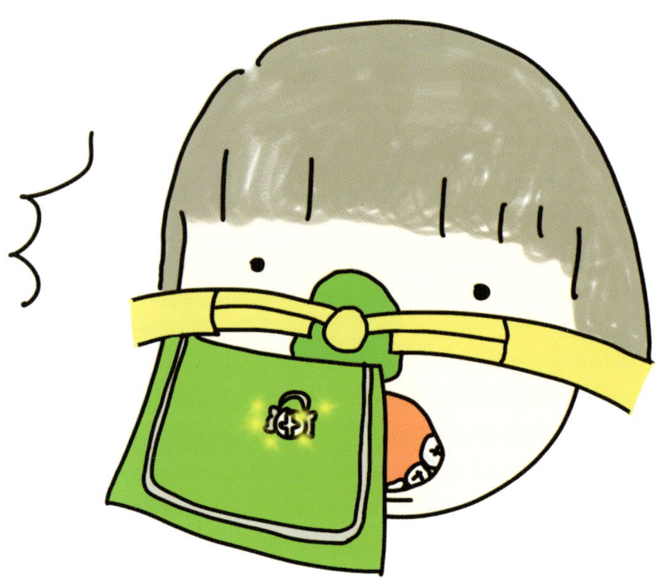

그런데 주사라는 말을 듣고 선생님이 더 깜짝 놀란 표정을 지었어요.

"주사라니, 메꾸미 물감이 놀라겠다."

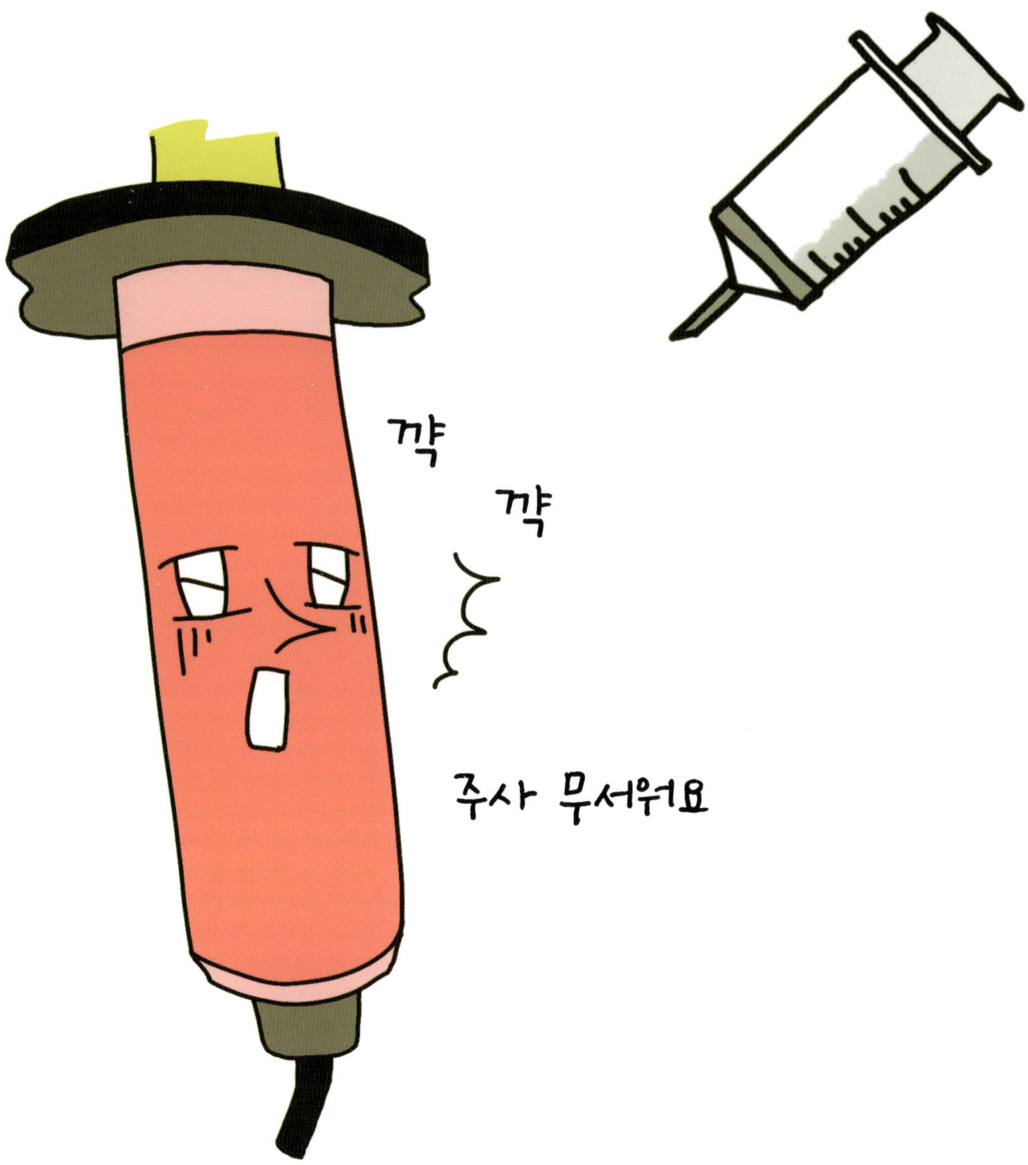

“메꾸미 물감은 이렇게 쭈욱 짜는 거야.”
선생님이 메꾸미 물감을 주사기처럼 쭉 눌렀어요.
그랬더니 끝에서 정말 치아색 물감이 흘러나왔어요!

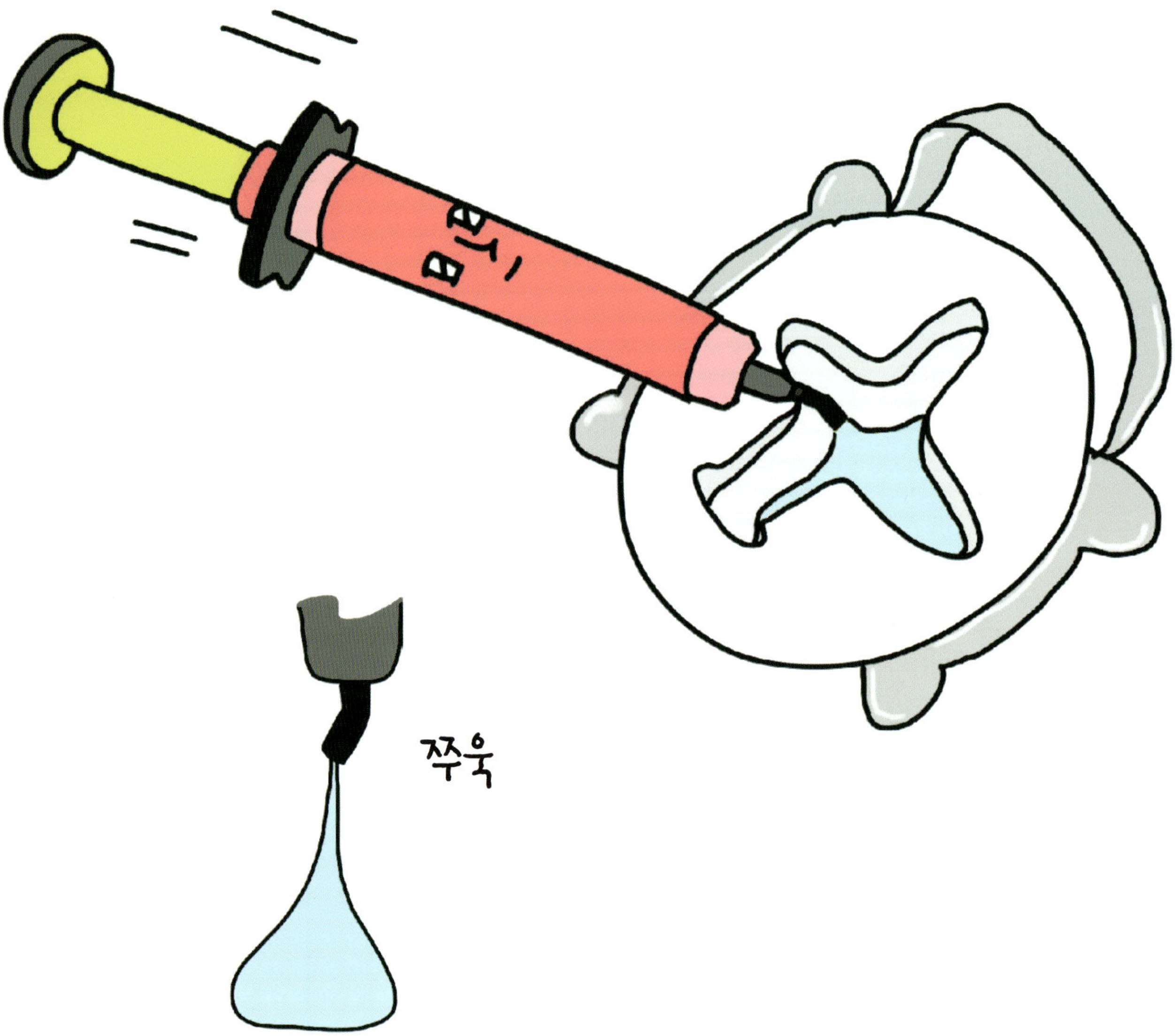

"치아 물감으로 구멍을 메워 주면,
짠! 이렇게 감쪽같이 구멍이 사라지지."
"대단해요!"

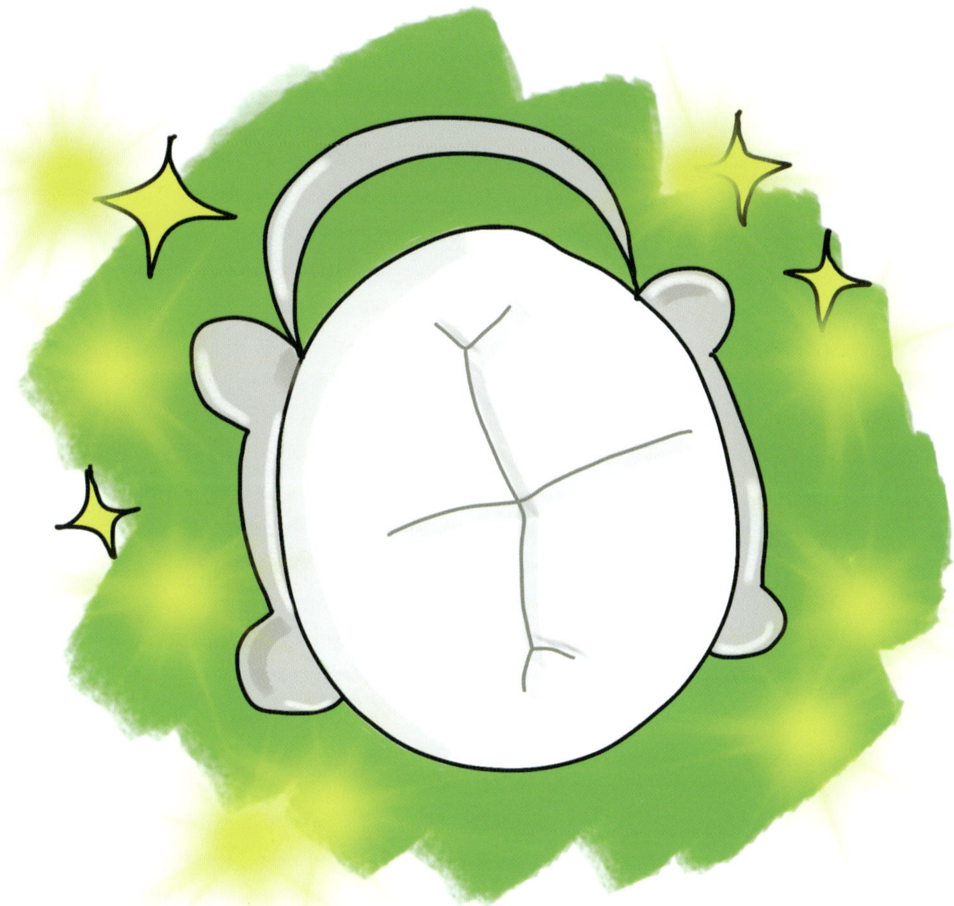

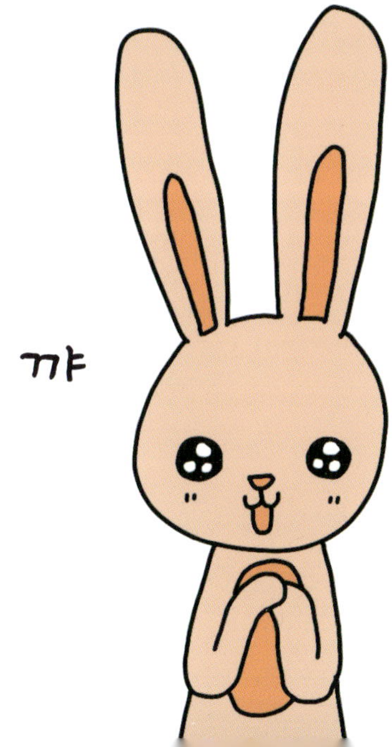

"그리고 파란 레이저 불빛을 비춰 주면?!"

뾰로롱.

"어떻게 됐어요?"

"더 튼튼하고 멋진 치아로 변신했지!"

"와!"

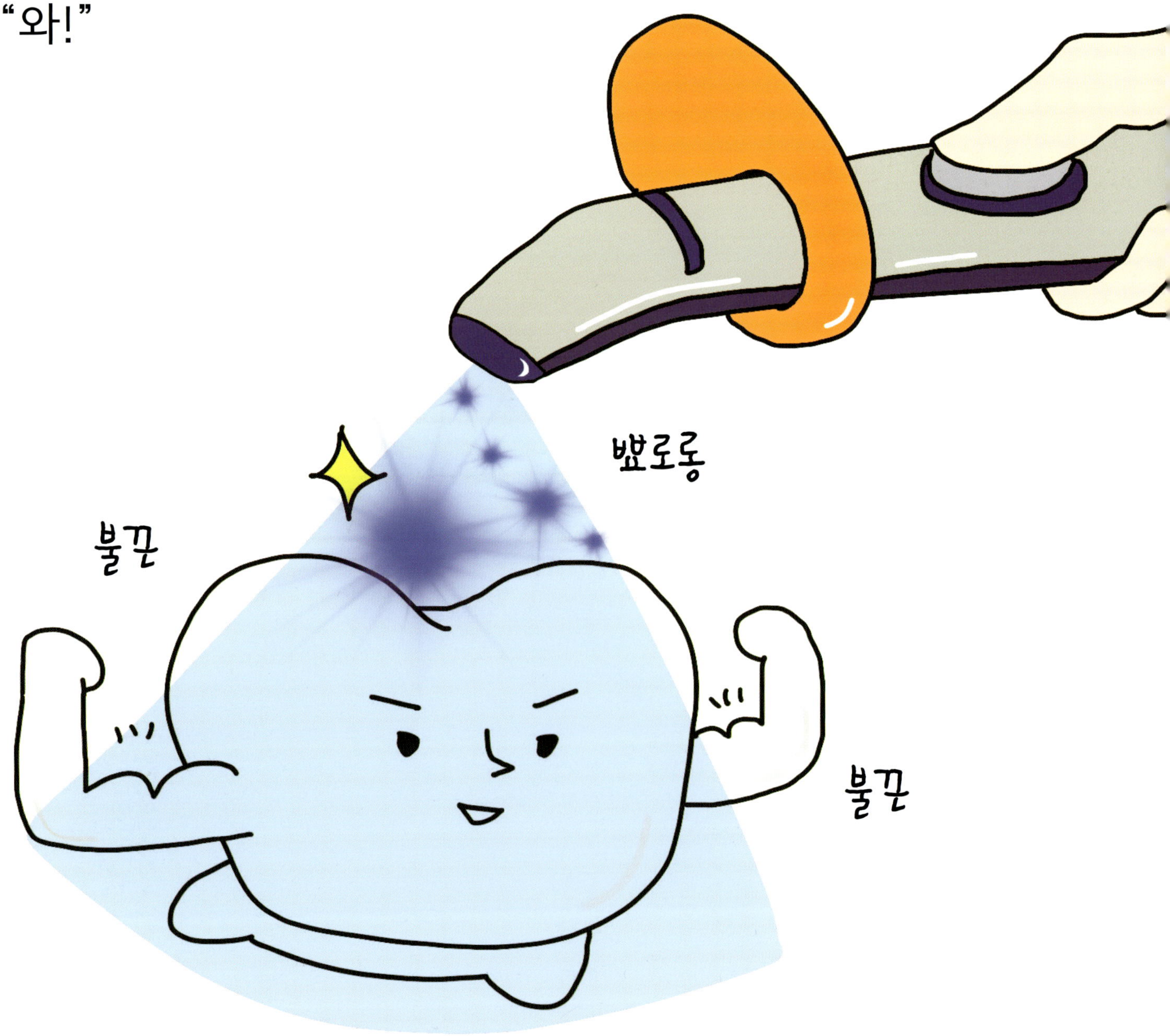

"자, 이제 치아 우산은 선생님이 가져갈게."

치아 우산!

온이는 치아 우산을 까맣게 잊고 있었어요. 사실 처음엔 너무 꽉 끼어서 불편했는데, 언제부터 잊어버린 걸까요?

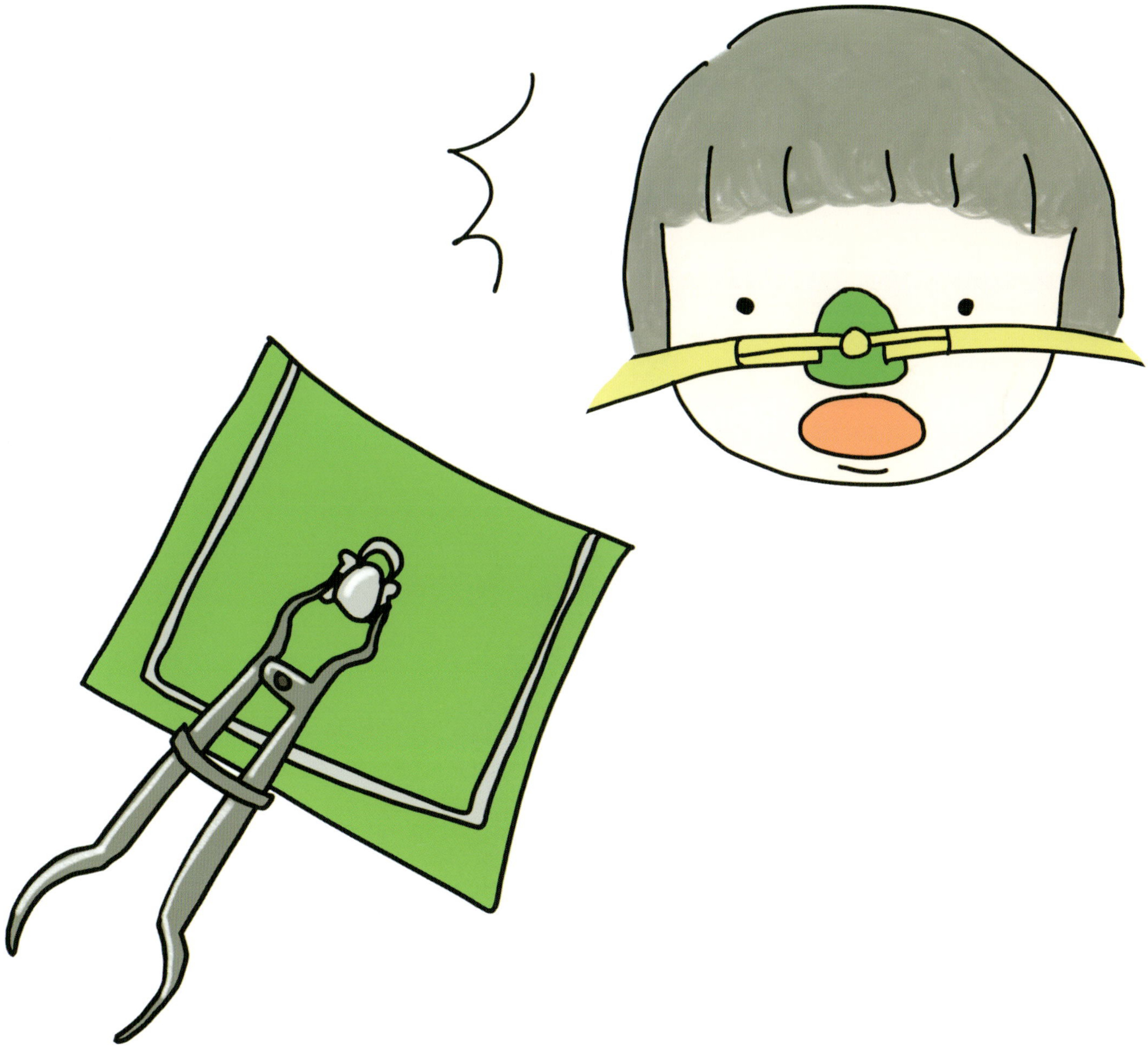

선생님이 온이 코에 있던 돼지코 마스크까지 가져가자,
온이는 정말로 벌레 잡기가 끝났다는 걸 깨달았어요.

선생님은 온이에게 다시 한번 냄새를 잘 맡아 준 걸
칭찬해 주었어요. 온이가 도와줘서 치료를 금세
끝낼 수 있었다고 엄마에게도 말해 주었지요.
온이는 스스로가 멋지게 느껴졌어요.

"선생님, 벌레집 없애 주셔서 감사합니다!
다음엔 치카 얼마나 잘했는지 자랑하러 올게요!"

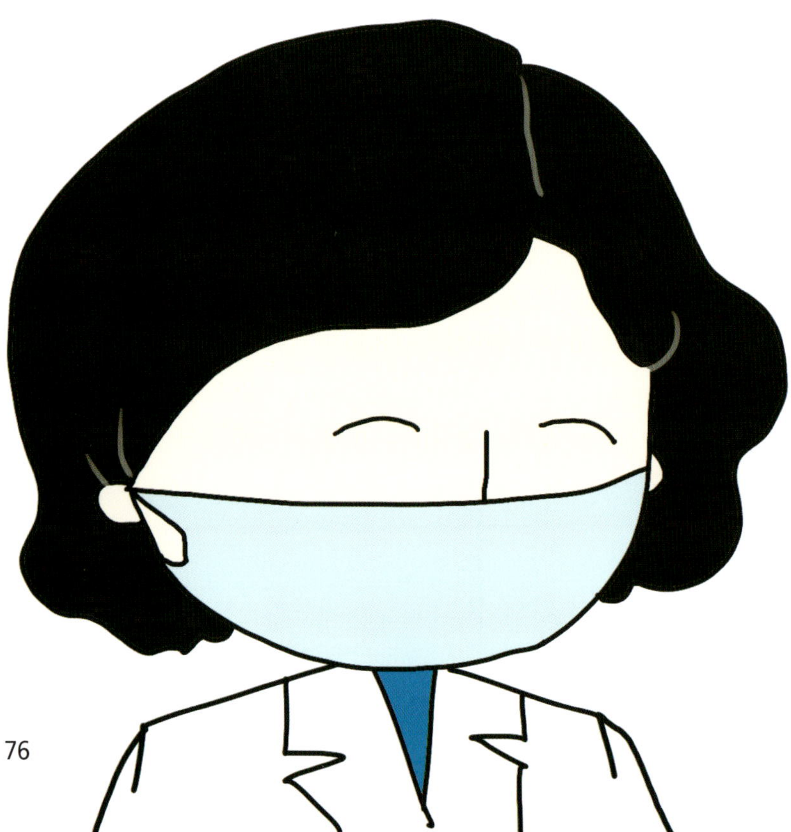

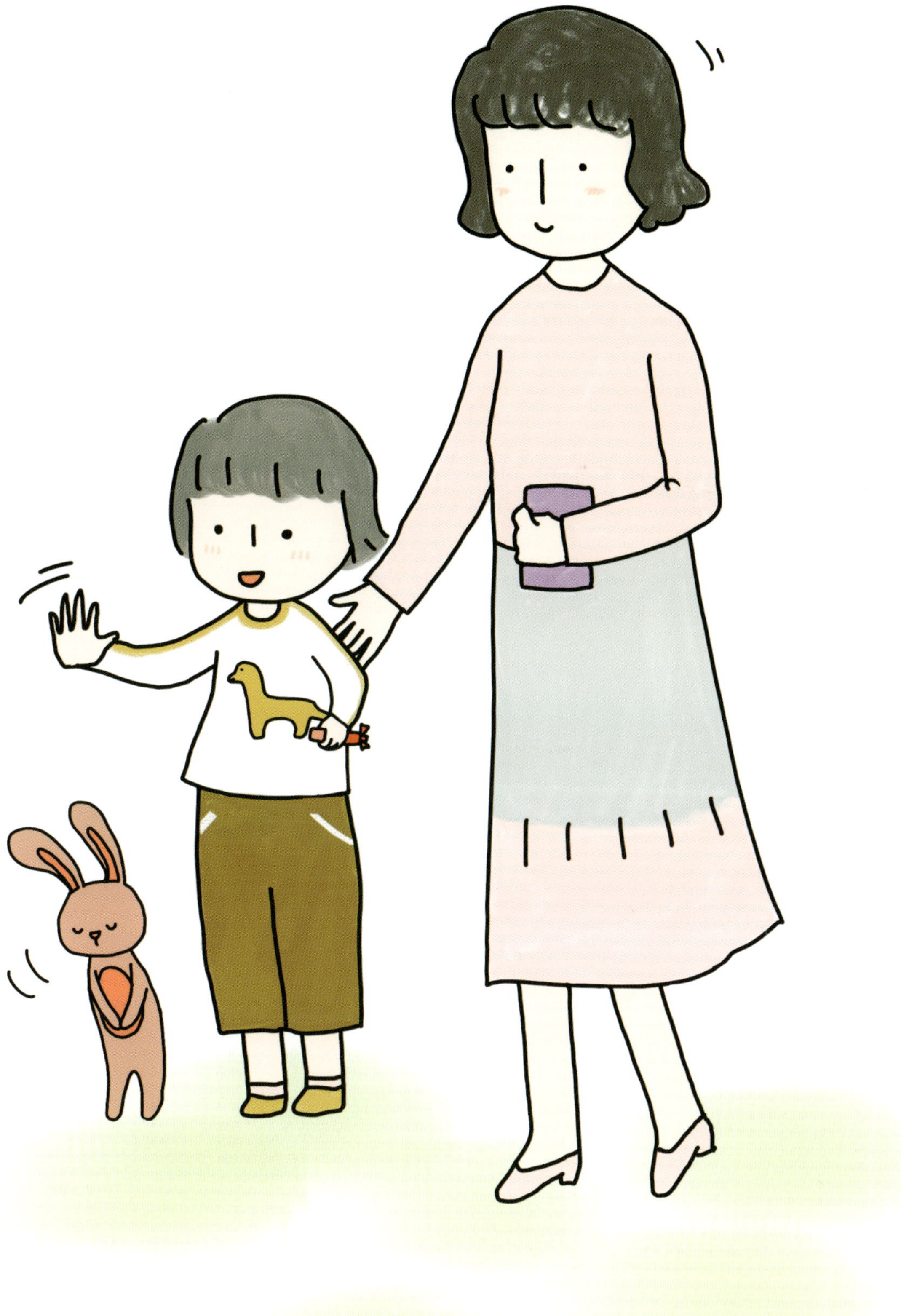

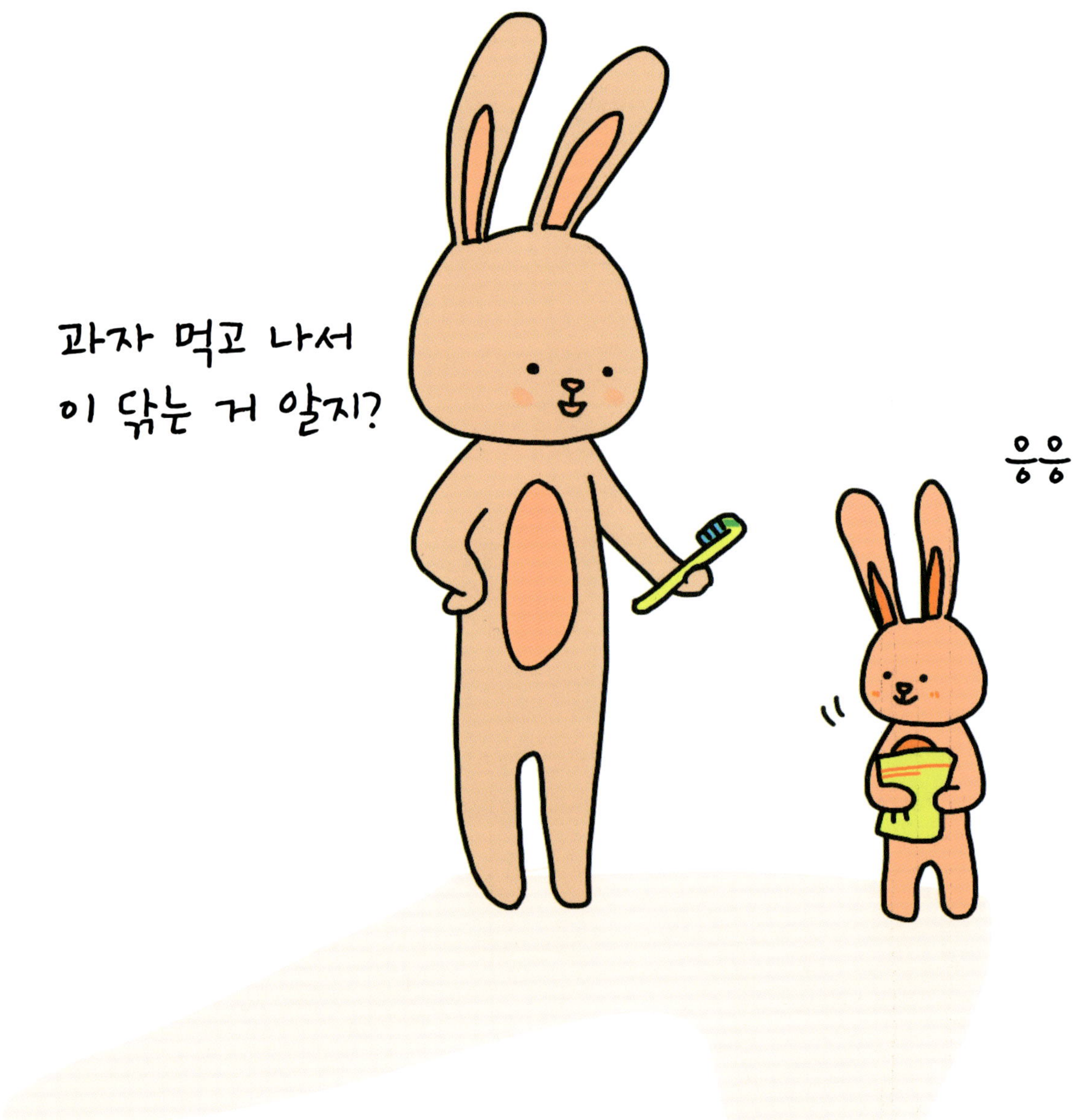
과자 먹고 나서
이 닦는 거 알지?
응응

끝

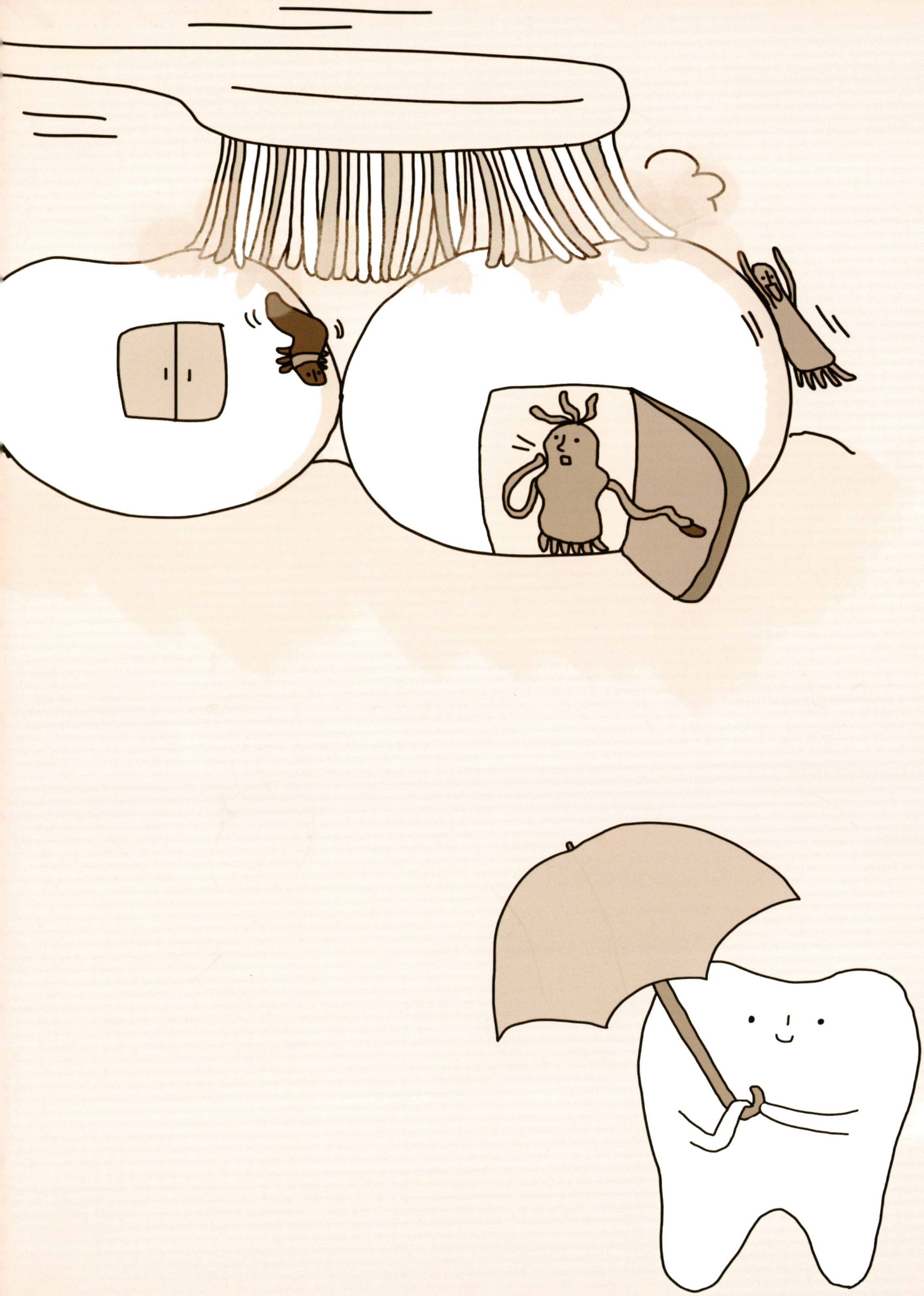